U0005181

從病懂病

一種疾病，一種智慧

李家雄 醫師◎著

目次

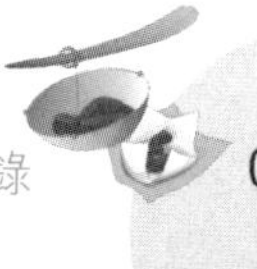

Part 2
從生病中自我學習增智慧

前言

人的身體分分秒秒都在變化中，靜脈之「淨」，動脈之「暢」，每個人都不一樣。《從病懂病：一種疾病，一種智慧》啟發我們要善待自己的身體，不輕忽小病，萬一患病也能越跌越勇，骨斷更強壯。小毛病掉以輕心，可能會要人命；生大病，小心調理治療，可以痊癒延壽。關鍵在於有無認知病症的智慧，經一病長一智，不必親身經歷，週遭親友生病，亦能感同身受。神農嚐百草，百死百生，本書百讀百智慧，多添智慧，自更加珍惜生命。

書中所提幾乎是人人耳熟能詳的病名，然而牽引出來的枝微末節，卻大有學問；內文解說提供思考的方向與頭緒，如穿針引線般反覆思索，可以冷靜當下思維，落實調整對身心最恰當的作為，有效脫離個人病痛，而非急病亂投醫。

本書以自身行醫三十五年的臨床實證經驗為主軸，參合中、西醫的醫學論證，以此為架構提供讀者認識自己的小病症，進而瞭解如何改善病情，增進生命動力與活力。生命最重要的歷程盡在舉手投足間，要善用身體的點滴資源，並珍視每分每秒。除非是發育中及活動量大的族群，否則在吃、喝方面當知足常樂，養成飲食節制與種類多變化的好習慣，最益健康。

吃喝不要歐美化，而運動要西洋化。早晨醒來，多多伸（展）輪（轉）頸部（如風府、風池、天柱、啞門、天突、俞府、氣戶、大椎、大杼等穴位）、腰部（腰陽關、懸樞穴），以及肩、肘、腕、指的關節（肩髃、手五里、手三里、內關、外關、液門、魚際穴），同時也不忘動動髖、膝、踝、趾部關節（髀關、膝關、足陽關、懸鐘、大鐘、行間、俠溪穴），讓全身甦醒。人人都是智者，反覆翻閱自能眉開眼笑，喜上心頭。

肉體之身，沒有不生病的，只是多病、少病，大病、小病之差異而已，有人渾身是病，但不曉得自己真生病，一旦病發，令群醫束手無策。有人則一天到晚以為自己生病，事實上根本沒什麼病，把腸胃當藥倉庫，結果吃到變大病。

何謂「生病」？就是不治療它「會要人命」的病。大病要治，那小病呢？不可諱言，小毛病拖久了亦有可能惡化成大病，這也正是本書所要傳遞的訊息：大病有大病的處置方式，小病則有小病的調癒對策。

臨床累積的無數病理資料，都在我腦海中。「診有大方，不失人情」，熬夜晚睡、三餐不正常、運動不足，是時下不少人的通病，不時叮嚀患者要早睡、要運動，要有營養豐富、多變化的早餐，但總聽到無數的理由與藉口，行與不行都在一念之間。

日出而作，是曙光啟動交感神經主宰自律神經系統的機制；日入而息，則是夕陽切換副交感神經主宰自律神經系統的機制。簡而言之，日出而作就是要心跳加速，促使心臟活潑有力；日入而息是減慢心跳，讓心臟獲得適度休息。白天是肺經脈、大腸經脈主宰著氣魄行為發展，在夜半時分轉由肝經脈、膽經脈主宰魂舍潛意識的休養。早睡自然起得早，早上就有時間活動、運動，如此一來，自能遠離病痛。

人從母體出生之後，先呼吸、後飲食。鼻子呼吸，要鼻骨與篩骨等成長健全才能順暢，第一對腦神經和嗅神經的位置在大腦下面，人體老化，尤其是大腦退化、癡呆，嗅覺是第一個透露訊息的。腦部血液，特別是腦脊髓液，就是從篩骨間縫的上矢狀靜脈竇起始區開始，經額骨、巔頂骨送往枕骨的橫靜脈竇，S狀靜脈竇穿出頭顱外成為頸內靜脈，生命的品質幾乎鉅細靡遺地展露在此，特別是鼻骨與篩骨的結構與功能表現，《內經．五色篇》言及「庭者首面……直下者肝」，就是在說明肝經脈與腦功能展現於額骨的「天庭」與鼻骨的「直下」。至於枕骨與第一頸骨的結構與功能表現，《內經．脈要精微論》有言「頭傾視深」，就是指第十二對腦神經舌下神經穿過枕骨，掌理舌頭的功能，表現在人的味覺品質上。

人生而平等，在健康的條件下，每人都有三億個肺泡，$140m^2$ 肺泡面積在與天地做氣體交換，呼吸變淺、變短、變急，都是生病的訊息，一不小心，或塵緣終了，就生死永隔。自求多福才能順著生老病死的程序，而不是猝死、心肌梗塞死，也不是意外死，而是壽終正寢，執著於規律的運動與良好飲食習慣，才不會引發臟器功能障礙或衰竭。

不生病、少生病的智慧，正在於認真的生活。

Part 1

生活小智囊

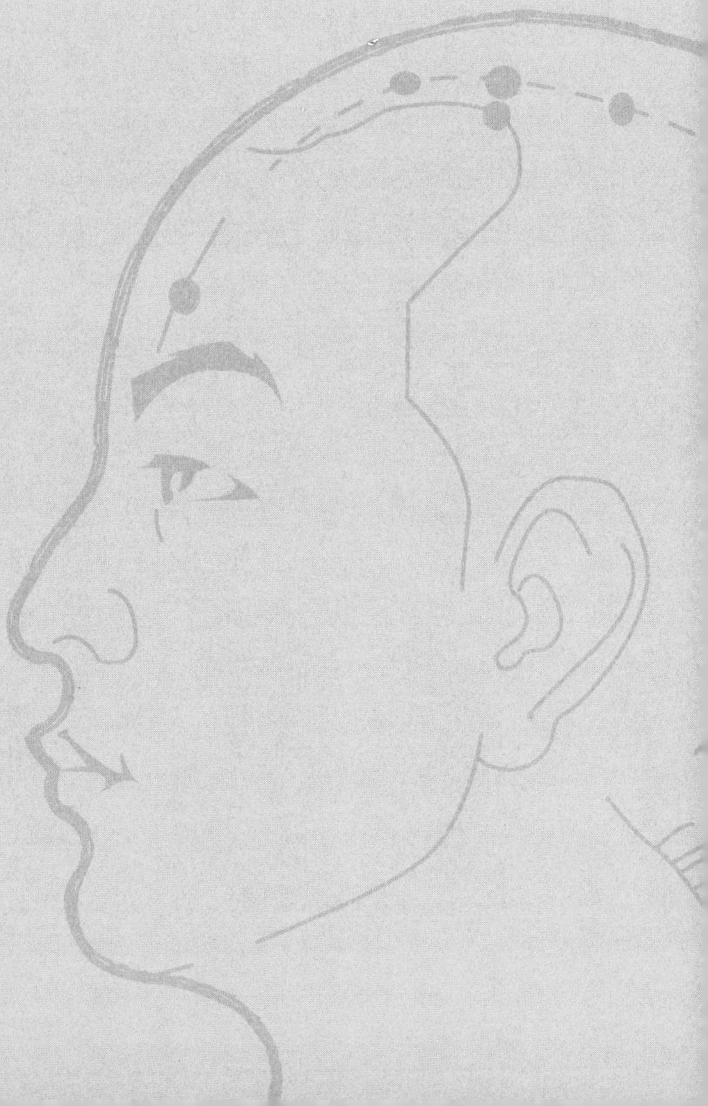

緩步於庭　千步千歲

《內經》導引按蹻*的最高指導原則，就是「緩步於庭」，庭是庭園、花園、公園、操場……這一類的開放空間；《論語‧先進篇第十一》中所描述「暮春者，春服既成，冠者五六人，童子六七人，浴乎沂，風乎舞雩，詠而歸。」，就是緩步於庭的寫照。

緩是緩慢悠哉、悠閒輕鬆的意思，緩有援助、救援的內涵，更有讓心田暖和、溫馨的意境。步是少少的停止，緩步就是以緩慢悠閒的步伐，行走於空氣良好、環境優雅的地區，陶淵明的「採菊東籬下，悠然見南山」，李白的「舉頭望明月，低頭思故鄉」，都是緩慢的肢體動作。

上肢帶動橫膈膜與肋間外肌、胸鎖乳突肌，來強化吸氣作用；年老或體弱，血氣必衰弱，戒之在得，就是要量力而為，不宜逞強硬對。三餐後，在家裡或戶外安全空間緩行千步，兩腳與臀中肌帶動足三里穴（膝蓋外側下三寸）和足五里穴（腹股溝下三寸），兩手與三角肌帶動手三里穴（肘彎前二寸）和手五里穴（肘彎後三寸），都可刺激胃經脈、小腸經脈和大腸經脈的循環，既幫助消化吸收、加速代謝，並有防止脂肪及廢物堆積於體內之功效。

步也是少少的止於行，即腳跟先著地，感覺腳內踝後下緣的大鐘穴（腎經脈的別穴）與外踝上三寸的懸鐘穴（又名絕骨穴，是髓會之穴，屬於膽經脈）；接著，力量停留在腳掌外側（即外腳刀），讓束骨穴、通谷穴、至陰穴（屬於膀胱經脈，全身最冷的穴位）感受到壓力；然後，再讓腳大拇趾

＊按蹻：古代養生醫療術語，即按摩之意。

大敦穴（屬於肝經脈）與隱白穴（屬於脾經脈）著地。以此動作，抬起另一腳，再往前進一步，如此一步一腳印，重複牽動大鐘穴、懸鐘穴、束骨穴、通谷穴、至陰穴、大敦穴、隱白穴等七穴區，久而久之，即有如道士踩七星步的意境，步步青雲，刺激活化四肢靜脈回流心臟，也加速大腸反應，助益胃腸消化吸收。吃飽飯後最忌諱馬上睡臥，或坐著不動，如此腸胃也易跟著怠惰不蠕動，日久一定衍生便秘，造成腸病變。

習慣赤腳緩步固然很好，不習慣的人，可穿上襪子或軟質鞋子，特別是天寒地凍的季節，務必做好保暖動作。腳尖經常覺得涼或冷，尤其是小趾外側的至陰穴區常感覺冰冷，一到冬天連蓋被子也無法暖和起來的人，建議睡前以熱水泡腳或泡熱水澡，促進末梢循環，絕不可以強迫性運動企圖讓腳尖端在短時間暖和起來。

緩步於庭等同是運動選手的暖身動作，特別是在三餐後與睡前，走千步延千歲。

刮頭梳髮 降低中風危機

頭面為諸陽之春，頭顱骨與顏面骨隨時隨地刻劃著生命痕跡，現代美髮業發達方便，但也減少了自己梳理頭髮與揉壓頭部的機會。頭型不論大小長短之別，最重要的是要乾乾淨淨，最糟的是油頭垢髮、臭穢瀰漫，有礙觀瞻且不衛生。

頭分額骨、顳骨、巔頂骨與枕骨，它們之間有縫合的骨縫，青春期後大勢幾乎底定，可是個人的生活習性、生命際遇，對頭型也會有所修飾改變。小頭多銳面，活動靈活；大頭多廣面，思考周到，各有長短優劣。

額骨眉中間上方，有屬於膽經脈的陽白穴，在顳骨髮際縫隙中則有屬於胃經脈的頭維穴；如果額肌與顳肌這兩區域膚質枯黯無光澤，甚至靜脈突顯暴青筋，顯然頭部的靜脈回流到心臟的狀況不良，才會在額顳的表層面突顯出來。此即表示身心有壓力，無法輕鬆愉快，甚至情緒不穩易怒。最好的方法是立即改善生活步調與身心狀況，日常只要用手指或梳子稍稍用力梳刮、揉壓，並加強刮按腦後枕骨下緣正中點的風府穴區，以及兩側角的風池穴區，便能舒緩腦壓，減輕頭痛、眩暈、頸椎痠痛，並有調節血壓、促使腦部靜脈回流心臟之效果。

如果發覺此穴區贅肉多，甚至區域性浮現隱約可見的紅色血管瘤，那麼就要注意腦心血管方面的健康，有中風危機，特別是腦後有贅肉、體型又肥胖者，更是典型的腦中風體型。因為腦部與腹部的血液循環，皆由心臟控輸，腹部蓄積過多脂肪，血脂肪也會隨之增高，觀察眼內眥上方的眼瞼，如果浮厚又缺乏光澤，甚至上眼瞼內側眼線呈現腫脹，血脂肪必然比正常值高，食飲上要少脂少肉多蔬果，增加攝取纖維質食物，並喝飲足夠的水分。盡量做到三餐後緩步於庭；假使不能，也至少梳頭刮後腦百回千遍，讓雙手略帶痠感再休息，如此可以激活枕骨及頭部的靜脈回流心臟。早晨起床、三餐飯後、睡前，左右兩側從前往後，各刮梳一百下，養成習慣後受益無窮，可以配合綿羊油、馬油，甚至苦茶油，以舒暢最為有效。

洗臉揉頰搓頸　提升免疫力

臉部是我們的門面，兩耳是窗戶，口鼻是大門，七竅在臉上各司其職。臉部的肌膚，中間部分主要分布有第七對腦神經——顏面神經，兩旁部分主要是第五對腦神經——三叉神經。

十二對腦神經，就像十二位門神，從第一對腦神經——嗅神經參與呼吸大業；第二對腦神經——視神經主掌視、看、觀的靈魂之窗；第八對腦神經——聽神經、第九對腦神經——舌咽神經、第十二對腦神經——舌下神經，參與人類的生命運作；第十對腦神經——迷走神經控制臟器的大體運作；第十二對腦神經——副神經與頸背的部分肌肉協同運作，從大腦的嗅索開始到腦幹的延腦呼吸中樞等，十二對腦神經依序列出。

洗臉按順序從額頭神庭穴（額頭髮線中點）、鼻骨到鼻尖素髎穴，鼻骨與眼眶骨內側是搓揉重點區，睛明穴（目內眥）、攢竹穴（眉頭），反覆輕搓，先從上到下，再從下往上，五至十回，試著用洗面乳或按摩油，以手指腹貼近肌膚與骨頭，尤其是鼻骨與眼眶骨，只要順手都可以達到功效。

鼻骨皮膚顏色差，是肝經脈循環不良的表徵；顏色黯濁或黑斑很明顯，建議就要檢查肝臟功能是否有狀況？鼻骨內有鼻竇，鼻竇有額竇、上頜竇、蝶竇、篩竇，是整體呼吸器官（包括鼻子、肺泡、胸膜等）的門戶，其工作不只是過濾空氣而已，鼻竇的黏膜也是免疫系統，免疫功能的狀態即反應在鼻骨的外在皮膚上。

揉摩鼻骨與眼眶骨，促進頭面相關脈管的氣血循環，進而活化肝經脈循環，對肝臟與腦部的結構及功能也有所助益。

以兩手大拇指指腹壓著眼眶骨內側上緣，約當眉頭的部位，輕巧地頂著攢竹穴區揉摩，閉上雙眼，輕咬牙關。舌尖頂住上腭，會刺激口水分泌，口水是唾液腺（腮腺、舌下腺、下頷下腺）分泌的液體，在口中咀嚼的食物，即靠這些腺液來幫助吞嚥及消化，更重要的是，隨著腺液強化，免疫力也會隨之增加。持恆按摩眼眶骨內側上緣，對保健肝、腦的效果也很好。

噘嘴與口呆 激發任督二脈

「口呆」，張大嘴巴狀如獅子開大口，表情雖然不太雅觀，卻是激活任、督二脈的法寶。督脈的人中穴（人中線的中點，亦稱水溝穴）、兌端穴（在上唇尖，即人中溝的下端），與任脈的承漿穴、廉泉穴皆可因口呆動作而活化起來。

「口呆」動作會將口輪匝肌張開到極限，刺激到嘴角兩旁的地倉穴（屬於胃經脈），及鼻翼兩旁的迎香穴和鼻翼下的禾髎穴（都屬於大腸經脈），循行經脈的著力點就是迎香穴到地倉穴的肌肉紋路，又稱為法令紋。開口、閉口的動作越俐落越有力，法令紋的痕紋就越清晰明朗。

法令紋不只是權力的刻痕，更是腸胃的功能表現，習慣性噘嘴，不是生氣的表情，就是呼氣不足所呈現的動作，慢性肺閉塞症與嚴重鼻子過敏，都會有噘嘴與口呆的表情。

張開大口至個人極限，先動及舌骨上肌群，再逐漸牽動舌骨下肌群、頦舌骨肌和舌骨舌肌等，其動作皆與下頷下腺及扁桃腺的功能狀況相關，不論是發炎，甚至唾液腺結石，都與舌頭吞吐關係微妙，經常做張開大口的動作，刺激相關肌群及經脈，可以防範這些症狀發生。

相較之下，很容易就可以像獅子開大口的人，顯示前述的肌肉組織、經脈循環都處於良好狀態，不但有口福、胃口好，排泄也通暢；換個角度說，經常以張大口此動作當作養生體操，可刺激唾液腺分泌，加強對碳水化合物的消化，減少體內脂肪蓄積，不會大腹便便，成為中廣一族，進而保健了體內器官組織，兼具養顏美容與保健養生效果。

人會口乾舌燥可能是飲食方面出問題，如過食油炸、高脂重味，或是人工調味料，都會引發口乾舌燥；也可能精神情緒上有狀況，如緊張焦慮、暴怒、悲戚等情況。發生初期，喝飲生脈飲、甘麥大棗湯、小半夏加茯苓湯、大黃黃連瀉心湯等，都是調理妙方；如果持續不改善，則與甲狀腺、頸部食道，甚至肩胛骨與胸骨的動靜狀態有關；肩胛骨反應著肝腸，胸骨則與心胃密不可分，此階段的口乾舌燥，則需要清心蓮子飲、地黃飲子（易簡方）、黃耆湯等大藥方才能改善。

搓揉耳朵七小福

耳朵是聽覺的器官，有外耳、中耳、內耳之分。外耳道有耳咽管與口腔相通，耳朵內有鐙骨、錘骨、鉆骨三塊小耳骨傳動著聲波到耳膜；口腔內舌骨，是人體內最小的骨頭，左右三塊耳小骨，加上舌骨就成了七小福。

人的發育成長及老化退化，這七塊小骨都全面戒備以待。人過了六十歲，很多骨骼關節逐日在老化，這七塊小骨也不例外。人的聽力與吞嚥能力，甚至反應能力，都與它們密切相關。因此，聽力、吞嚥能力與反應度也常是過了六十歲就逐漸鈍化。

耳咽管通常是關閉的，只有在打哈欠、擤鼻涕、吞口水時才會略為打開一下，但是在登高山、上高樓，或是在飛機機艙內，因為氣壓不同，耳朵、耳咽管等組織會更加堵塞。所以，從高山下來，或飛機下降之後，需用手堵住鼻口，用力鼓氣讓耳塞為之開竅，讓耳咽管不要過度堵塞。

鼻涕會令人鼻塞，耳屎多則易耳塞。由上而下揉壓耳朵前緣，耳門穴（屬於三焦經脈）、聽宮穴（屬於小腸經脈）、聽會穴（屬於膽經脈），以及耳朵後面的率谷穴（膽經脈）、瘈脈穴（三焦經脈）、完骨穴（膽經脈），都可以保健這七塊小骨骼，減緩其老化速度及預防相關能力變遲鈍。

耳前面由聽宮穴領軍，後面以完骨穴帶頭，兩手大拇指壓住聽宮穴就可把耳朵孔道塞住。閉目養神，放鬆，以丹田呼吸，讓耳前動脈的跳動與大拇指腹相互輝映，有口水分泌出來就緩緩嚥下，呼吸九回，放鬆片刻，再依法操作二至三回。

口水吞嚥的時候耳咽管是打開的，常人一天約吞嚥口水六百次，飲食之際二五〇次，睡覺五十次，其他時間三百次；吞嚥口水時，氣管閉住，食道打開，耳咽管也會打開以平衡氣壓，因此，壓住聽宮穴塞住耳孔，再吞嚥口水，令耳咽管打開，可以激活整個耳道的氣血循環。多咬牙、舌頂上顎可滋生口水，吞嚥口水有益健康。

按揉耳門穴、聽宮穴與聽會穴，保健顳肌與咬肌的功能，對唾液腺分泌大有助益，可減少口乾舌燥的機率，尤益慢性生活習慣病。特別是初期糖尿病、高血壓患者，搓揉耳前三穴，再搓揉外耳，特別是耳垂，可以保健耳咽管及內耳鐙骨、錘骨、鉆骨三小骨，持恆操作，保健效益顯著，是維持耳聰的良法。

揉壓完骨穴，刺激乳突骨與莖突骨，並連帶刺激胸鎖乳突肌與莖突舌骨肌。胸鎖乳突肌負責轉頸與抬頭動作，莖突舌骨肌負責吞嚥與言語，更重要的是揉壓完骨穴區，間接地對唾液腺、扁桃腺、甲狀腺、胸腺等都有一定程度的保健作用。

瘈脈穴在耳朵後緣中間處，孩童如果在瘈脈穴區浮現明顯青筋（靜脈），多數是反應腹腔功能有障礙，不是腸胃消化吸收不良，就是容易發生抽搐現象，明顯的症狀是睡不安穩，整夜翻來覆去，甚至趴睡或翹著屁股睡。有此現象，即要留意其飲食種類、食量，並注意其排泄狀況。

青春期之後，頭顱骨大致骨化底定，不再有大程度的發育改變，很少會出現瘈脈穴區有靜脈突顯；但是，瘈脈穴區會長疹、皮膚過敏等狀況，多數也是過度勞累而發出的警訊，需要適度調節身心及紓緩情緒。

人在老化、退化、病化時，不只是牙齒掉落、下頷骨變小，腦細胞也日漸衰死。如果不積極保健，顳骨、顳肌將漸趨塌陷，眼眶骨、顴骨突出。眼睛凹陷，是垂老危命之相，經常按揉耳朵周圍，可以激活膽經脈、三焦經脈與小腸經脈，對耳小骨（鐙骨、錘骨、鉆骨）與舌骨等，也有保健效益。

總之，多按多動多福氣。

Part 2

從生病中自我學習增智慧

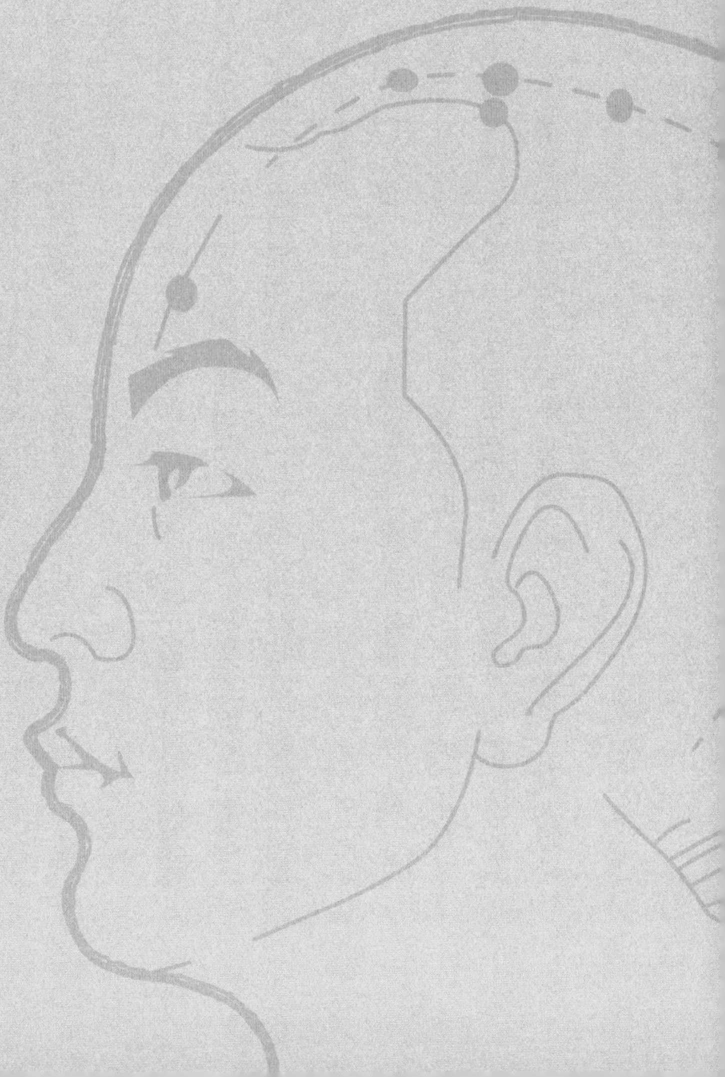

發燒

＊智慧語：臟腑不和手心燒，感冒發燒手背熱。

認識發燒

一般體溫標準值為攝氏三十七度，正常體溫不是固定的，最高在下午，最低在午夜凌晨，相差可達攝氏〇・五度或華氏一度。正常體溫也會因運動或其他因素而稍高。醫師通常會將攝氏三十八度定義為發燒。人體許多部位都可測得體溫，但有些微差距，當腋溫超過攝氏三十七・五度，口溫、耳溫或肛溫超過攝氏三十八度時，都是發燒了。

一般多以水銀溫度計或耳溫槍測溫，耳溫槍主要以紅外線測量耳膜的溫度，因為耳膜的位置接近下視丘，也就是體溫調節中樞，且與頸動脈的血流相通，所以耳溫可說相當於人體的核心體溫。另外，肛溫也較接近人體核心體溫，因此嬰兒以肛溫測量為主。測量腋溫及口溫時受影響的因素較多，如衣物穿太多或太少、泡澡、剛喝過熱水或冰水，都會有影響。

對於發燒，要有清楚的概念。發燒的原因很多，一般最常見的是由細菌或病毒感染所引起，亦即當身體有潛在感染或發炎時的一種臨床症狀。發燒是身體免疫功能的一部分，其最大的作用是提出警訊；同時，體溫上升會對體內致病菌提供不利環境，且加強人體免疫系統反應，強化免疫細胞殺死病毒和細菌的能力，提高代謝，促進清除病菌效率，並可抑制其在體內生長與繁殖，對人體是有保護作用的。發燒雖然會引起身體不適，卻是對抗疾病的重要機制。

發燒之初不要急著積極退燒，以免混淆對病情的判斷；但是免疫力低落的族群則應特別謹慎，如糖尿病、洗腎、肝病、肺病患者，或是嬰幼兒、老年人，發燒時最好在第一時間就醫診治；或是當發燒持續，症狀加重，身體愈來愈不舒服，變得虛弱、打寒顫、出現意識不清等情形時，就要立刻就醫治療，以縮短病程。

發燒會燒壞頭殼？

老一輩的常說：「發燒燒過頭會燒壞腦袋瓜！」這種認知其實並不正確，並沒有任何臨床實證顯示，高燒本身會對腦組織或神經組織造成永久性的傷害。會燒壞腦子，並非發燒本身造成，而是某些引起腦部病變的發燒，如腦炎、腦膜炎等病狀。

發燒本身不會影響腦部功能，大腦細胞的基本成分是蛋白質，當溫度達攝氏四十二度以上才會逐漸被破壞，但人體有保護機制，會釋出散熱劑自我調節，使體溫維持在攝氏四十一～四十二度，如藉由出汗、周邊微血管擴張等來降低體溫至上述標準，不會一直往上升高，除非是在密閉高溫環境。一般發燒很少超過此溫度，不必太過擔心，只是出現異常高溫時，仍要盡快降溫並就醫治療。

體溫調節

體溫調節是有韻律性的，間腦的視前區——下視丘前部，為體溫調節中樞。除了生病發燒之外，飲食、活動、睡眠及情緒也常會影響人的體溫變化，手腳經常感覺冰冷、與實際體溫相差愈多的人，反應出體質不好或有慢性痼疾；有些基本疾病，會使手足厥逆，甚至手指、腳趾出現發紺（變紫甚至發黑）現象。末梢血流循環不良，即使病人已覺得手腳冰冷得很不舒服，也不見得會出現異常體溫。生活習慣更會逐漸地影響體溫調節中樞的功能，即使先天體質再好，經常熬夜、暴飲暴食，手腳的溫度感應也會逐漸失靈，皮膚色澤慢慢失色，終有一日，連手腳動作都會感覺失重不踏實。

人體的體溫自動調節裝置恆定在攝氏三十七～三十七・二度之間，即核心體溫，受控於腦部下視丘，可用肛溫代表，平均溫度大約介於攝氏三十六・五～三十七・五度之間。大體上，頭內部的溫度只要稍微超過恆定標準，下視丘的溫度一升高，就會引發出汗和血管擴張來散熱。人常用「急得滿頭大汗」、「心靜自然涼」等形容詞，來表現對體溫的影響力。人體的體溫，透過產熱與散熱，如代謝、輻射、傳導、對流、蒸發、出汗等作用，來保持攝氏三十五～三十七度之間的平衡。

女性體溫變化

女性體溫會隨著月經週期發生規律性變化，月經來臨前體溫會降華氏○・五～○・七五度，維持這樣的體溫約十三～十四天直到排卵，排卵期體溫升高○・五～○・七五度之後保持這個體溫到下次月經來臨之前。懷孕早期的體溫也會略為升高，到了第四個月體溫會逐漸下降，一直持續到生產。生產後體溫很快就恢復正常，這與體內的動情激素和黃體激素有關。臨床上，週期性的體溫變化，不一定和卵巢的排卵期相符，一般人計算的排卵期、受孕期，實際上則常與情緒、體溫成正比。

適孕年齡層的婦女，如果體溫沒變化，想要提高受孕機率，或是經期不順，都適合在腳外踝上三寸（四個手指橫幅）絕骨穴（又稱懸鐘穴），及腳內踝上三寸的三陰交穴，進行刮痧，也可以透過熱敷或薑上灸等方式，刺激經脈及臟腑的氣血循環，調節體溫。若男性情緒非常不穩定，暴怒與沮喪反差很大者，也可透過此方法改善。

人在休息狀態時，身體溫度會隨著離核心愈遠而溫度愈低，如手腳的皮膚通常比口溫低，四肢末端的深部組織溫度也要比血液溫度來得低等。老弱者的體溫調節則與一般人相反，手腳常冬冷夏熱，健康的人是冬暖夏涼，類似此種老弱體溫調節不良的現象，於風府、風池、肩髃、肺俞、膈俞、崑崙、陽谷等穴區作調節性的刮痧，可改善體溫調節功能。

周日韻律

周日韻律，先分日夜。「日出而作，日落而眠」，這並不是農業社會才適行的生活模式，而是人們要因應自然生理時鐘的基本守則。月亮靠近地球就漲潮，遠離地球則退潮。河海有高低潮汐，人體體溫也有高低變化，人體的熱能來自食物燃燒，在睡眠階段，呼吸系統和循環系統產生的能量約占全身十分之一，腦和肌肉代謝產生的熱量占全身十分之二，內臟（主要是肝臟）產生的熱能占全身二分之一。

但是，不是休息睡覺的話，比例就不一樣了！特別是大量運動或勞動的時候，變化更明顯！周日韻律的體溫規律性變化，很難受客觀因素影響改變，可是，若人們刻意紊亂了這時序，晚上十一點後才睡覺，就會出現早上六點是睡得最熟的時段，長期累積之下，早上要起床當然會很困難！

「治未病」——防治疾病於未然，是古今中外醫生的行醫標竿。中醫講究時辰與經脈，西醫研究時間醫學的周日韻律解析，均發現就寢、起床的週期性關係。週期表現時間會因人、因時、因地而變化，體溫是人體疾病的第一預警，起床的體溫變化，是所有人都有感覺的，只是一般人不會好好地去察覺。

對成人而言，改變睡眠時間，雖對現階段的生活、工作不會有太大影響，但對身體的傷害卻會不知不覺形成，日久必有狀況；對學齡孩童而言，晚睡的孩子，睡眠品質不好、起床困難、課業學習效果不佳。發育成長中的學童，最佳的上床時間是晚上九點以前，晚餐的最佳時間是六～七點，這樣就不會影響睡眠品質。尤其是過敏性體質的孩童，良好的睡眠習慣更加重要；已經晚睡的孩童，只有逐漸改變作息習慣，從提早晚餐的時間開始調整。

除非是病毒感染等危及性命的發燒，一般發燒，通常休息、補充足夠營養，都會很快地恢復正常，可是，若是生活失序或亂吃，尤其是亂服用非醫師處方的成藥，多少都會造成危險，因此，自我警覺與檢測是很重要的。

首先，比較掌心與掌背的溫差，若兩者的溫度都很熱、甚至感覺到燙，就一定要看醫生。

掌心與掌背如果都沒有很熱，再進一步比較是掌心熱？還是掌背比較熱？掌背熱是手三陽經脈，適合桂枝湯（藥方索引39）或人參敗毒散（藥方索引6）；掌心熱是手三陰經脈，適合小柴胡湯（藥方索引12）或防風通聖散（藥方索引30）。

嬰幼兒掌心熱用保和丸（藥方索引35），掌背熱用參蘇飲（藥方索引45）。

變蒸轉骨發燒

小孩子長牙時偶爾會引起發燒，尤其是剛長出牙齒的牙齦有水腫和發炎現象時；中醫自古以來以「變蒸」來形容孩子成長改變必經過的「蒸燒」過程，在成長變化愈大，或體質較弱、體況較差的孩童身上，症狀尤其顯見；由於常伴有咳嗽與發燒，因此，若被誤診為感冒而吃退燒藥，就會減低成長發育的效益。

大體上，「變蒸」都併見嗜睡、倦怠等現象，即使發燒也是微微的，而且很穩定，咳嗽也多輕微不嚴重。這種成長階段帶來的發燒、疼痛，除了多休息多睡，適度的飲食調節也很重要，不宜強迫進食或灌飲，可在絕骨、大杼、陽陵泉等三會穴（髓會、骨會、筋會）適度刮痧，令其點狀出血，以縮短成長期的變蒸時間，並減少發燒、疼痛等現象，還可配合勞宮穴、下巨虛穴一併刮痧。

養生導引按蹻

發燒時，為調節體溫可多掐按勞宮、少府穴，步驟如下：

一、右手大拇指壓按左勞宮穴，緩緩調息，逐漸用力，呼吸調息十回。
二、按完勞宮穴，以同樣方式按少府穴。
三、按完左手換按右手的勞宮穴、少府穴，採同樣動作及呼吸頻率。
四、依序，重複動作十遍。

養生效果

刺激掌部的血液循環，可調節體溫，即使沒發燒，不拘時地都可壓按勞宮穴及少府穴，可以調理血液循環、維護血管健康，促進心包經脈、心經脈氣血循環，緩解頭痛、眼眶四周疼痛、咽喉腫痛，並祛除心煩、心痛、紓緩緊張壓力。

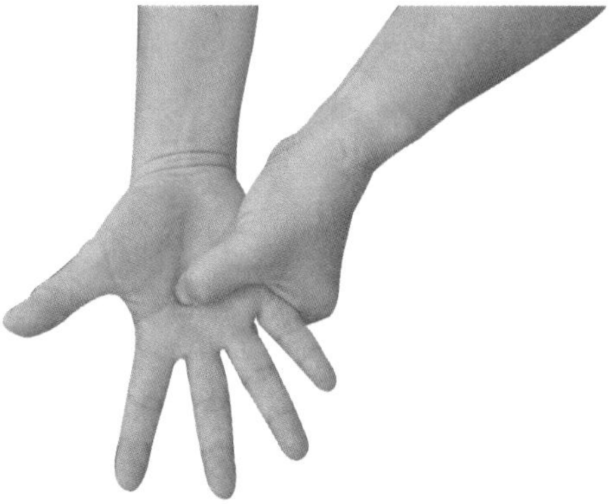

圖 1-1　按摩刺激手掌勞宮穴區及少府穴區，促進心經脈及心包經脈氣血循環。

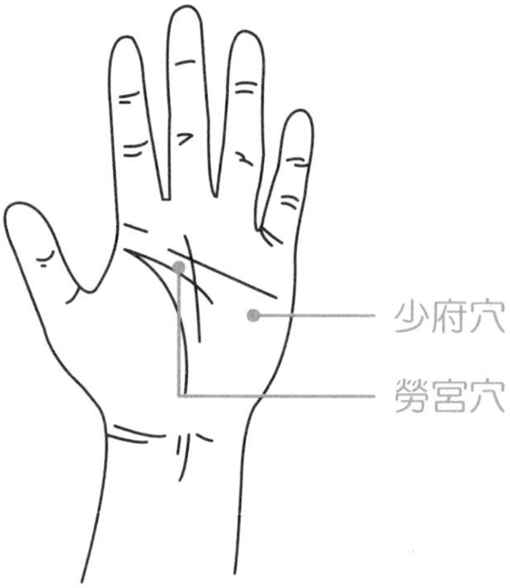

圖 1-2　按勞宮穴區及少府穴區，可調節體溫，促進血液循環、維護心血管健康。

發育不良

*智慧語：一枝草一點露，天生我材必有用。

成長障礙

成長障礙有器質性及非器質性原因。器質性原因主要有因染色體異常、神經及肌肉疾病（如腦性麻痺、水腦症、變性疾病）、感染症（如尿道感染症、愛滋病感染）、心臟病（先天性心臟畸形、心臟衰竭）、消化道疾病（胃食道逆流、乳糖不耐症、牛奶過敏症、難治性下痢症、炎症性腸疾病……）、腎臟病、代謝性疾病、內分泌疾病、免疫性疾病、過敏症等。

非器質性原因，主要則肇因於營養攝取不足，或是精神社會學的低成長現象。

發育不良

在本文不就單一器質性或器官組織之成長障礙、發育不良來敘述，例如軟骨之發育、相關心臟組織之發育、或是乳房發育等生理狀況，而泛指一般非器質性，因為營養狀況不佳或不能維持正常發育，其身高體重比同年齡平均值瘦弱矮小之現象。通常發育不良，多因能量熱量嚴重不足所導致，造成矮小消瘦、體弱乏力、皮下脂肪消失、皮膚乾燥無澤、頭髮乾燥易掉落、無精打采。另一種發育不良為浮腫型，是蛋白質攝入嚴重缺乏所引起，眼瞼和身體出現水腫，腹部水腫情形尤其明顯。

吃不下

孩童營養失調以致發育不良，不容忽視的原因之一是攝食障礙——吃不下。實例上，攝食障礙、吞嚥障礙經常同時存在，尤其是吃飯速度特別慢的孩童，如果特意催促其進食速度，反而有可能出現發育障礙之傾向；因此，要觀察是否有其他合併症狀，特別是消化道障礙，或是呼吸方面疾病。嚴重的情況，如果是屬於器質性原因，例如腦性麻痺或腦部發育有狀況，是形體機能上的「遲緩」、「未成熟」、「虛弱」？還是運動機能上的「攝食障礙」、「吞嚥困難」？建議還是尋求專業醫師進行相關診斷評估，並做進一步之治療。

不良的飲食習慣

發育不良的關鍵是飲食習慣不佳，有很大的比例是因為爸爸媽媽自己飲食偏差或不正常，再以同樣的方式來餵養小孩，因而導致偏食、營養不均衡。這種情況下，首先請父母修正自己的生活步調及飲食方式，按照正確的方法餵養孩子，幫助孩子建立良好的生活和飲食習慣。一般常見的不良飲食習慣，大致可歸納出以下各項：

一、早餐種類過於單一：孩童全天所需能量和營養的重要來源，主要是早餐。但時下兒童早餐的安排並不符合營養學，種類過於單一，多數是牛奶、麵包和雞蛋，無法均衡攝取穀物、動物性食品、奶類及蔬菜水果等四大類食物；營養品質好的早餐，這四大類都要不缺席。

二、飲食失衡：食物種類攝取少，飲食又未能定時定量。多數孩童不喜歡吃蔬菜，重肉少蔬的結果，造成偏食、營養失衡，影響微量礦物質及維生素之攝取。且時下多數核心家庭，父母親都是上班族，用餐時間可能因大人工作而無法定時。

三、放任不良飲食行為：有的父母溺愛小孩，遷就、放任孩子偏食或貪零食、厭正餐的行為，導致孩子正餐挑食、以零食代替主食的現象。小孩吃零食要有限度，且時間要適合，應避免在三餐前吃，以免影響正餐食慾；同時零食種類以高營養低糖分的食品為宜，避免垃圾食物，睡前也不宜吃零食。

四、過食速食：常吃漢堡、薯條、炸雞等速食，會攝取過多熱量與脂肪，造成營養不均衡，影響正常發育成長；熱量、油脂高除了容易造成肥胖問題，對於孩童的腦部發育也有不良影響。

五、含糖飲料無節制：碳酸飲料、果汁等現已成為兒童飲品的主流，然而，含糖飲料更誘發加重肥胖、代謝問題，影響孩子的正常生長發育。

發育不良的影響

孩童發育不良，最明顯的就是身高及體重不及於同年齡者；再者，危及神經系統之發展，人格特質亦受影響，生活步調也有失序情形，這對身心都有負面影響。

一、身高：由於身體機能的成長發展受到限制，身高比同年齡矮小，若因此受到其他同儕嘲笑，會對孩子的心理造成一定程度的傷害。

二、體重：因營養失調，體重與正常孩子差距會拉大，身材顯得瘦小虛弱。

三、神經系統：在神經系統方面，最常見的危害是出現癲癇，較無法承受壓力。一旦有壓力、緊張或情緒起伏較大時，即可能出現癲癇發作情形。

四、人格發展：與群體缺乏主動之互動，尤其不擅與生人接觸、交流。注意力也不易集中，可能還會導致說話和語言能力也出現發育遲緩的現象。

五、生活失調：睡不安穩、磨牙、翻來覆去，氣色不好，脾氣不穩易怒，常有咬指甲、剝指甲肉、抓頭髮、撕紙等不良習慣。

健康養護概念

發育障礙，需從多角度進行調整。首先從改善營養狀態著手，除了調整飲食種類和習慣之外，為了提高營養消化吸收的效果，必然要強健腸胃。中醫常以薑上灸或艾粒（條）溫灸調理，效果十分明顯，施治得當，國小、國中孩童，經過一個暑假都可能大大地長高、變壯。

睡前薑上灸三壯＊，連續十五天為一療程，穴位功效如下方說明：

1. 中脘穴：上腹部正中線，約肚臍上四寸（手掌最寬處橫幅的寬度），主要功效為促進腸子蠕動，幫助消化。

2. 天樞穴：肚臍旁左右各二寸（三個指頭橫幅的寬度），先灸右天樞、後灸左天樞，促進升結腸與降結腸功能，改善排泄，防止便秘或腹瀉。

＊「壯」是艾炙中一個重要的計量單位，燃燒艾炷一枚，謂之一壯。

3.關元穴：肚臍下三寸（四個指頭橫幅的寬度），促進營養吸收，調節全身營養狀態。

家長觀察自家小孩成長發育情形，根據小孩最虛弱或是症狀最明顯者，選擇前述相關穴區進行艾灸。例如，有明顯的排泄困擾，無論便秘或腹瀉，先灸右天樞，後灸左天樞，各三壯；如果為促進消化吸收，可同時灸中脘和關元，時間允許的話，早晚都灸一程，灸的數量三壯、五壯都可以，惟要注意避免燙傷起水泡，萬一起水泡則要防範感染發炎。

如果黑枯乾瘦、皮膚無澤，或是只長胖不長高，且臉色差、睡覺咬牙、喜歡趴著睡或翻來覆去，適合三個穴區都艾灸，能持續三個療程，效果更好。

搭配艾灸，早、晚餐後服用科學中藥小建中湯（藥方索引11）三公克，白天酌飲成長茶（藥方索引28，陳皮、薑半夏、茯苓、黨參、白朮、生薑、紅棗、炙甘草各一錢，加四碗水，煮成一碗，分次酌飲）。

養生導引按蹻

發育不良，促進成長，可壓湧泉按然谷。步驟如下：

一、端正坐好，不彎腰駝背，兩腳腳掌相對，自己以右手大拇指壓按右腳湧泉穴，左手大拇指壓按左腳湧泉穴，或以鈍頭的器具壓按。緩和呼吸，同時漸漸用力，呼吸調息十回為一程。

二、持續步驟一的姿勢，換以右手大拇指壓按右腳然谷穴，左手大拇指壓按左腳然谷穴，亦可以鈍頭的器具壓按。緩緩調息，同時漸漸用力，呼吸調息以十回為一程。

三、亦可由大人來協助壓按，以小孩可承受的力道為宜。

養生效果

活動量、運動量少，食慾不振與營養不良的孩童，早晚操作一百回（左右各十程），可激活大隱靜脈、髂靜脈及下腸間膜靜脈，改善下肢靜脈及腸系間的靜脈回流心臟，養益腹腔器官組織，活化消化吸收功能，改善營養失調，促進成長發育。

成人消化吸收不良、容易胸悶、腹脹、有腸氣的人，如法炮製，一樣見效。

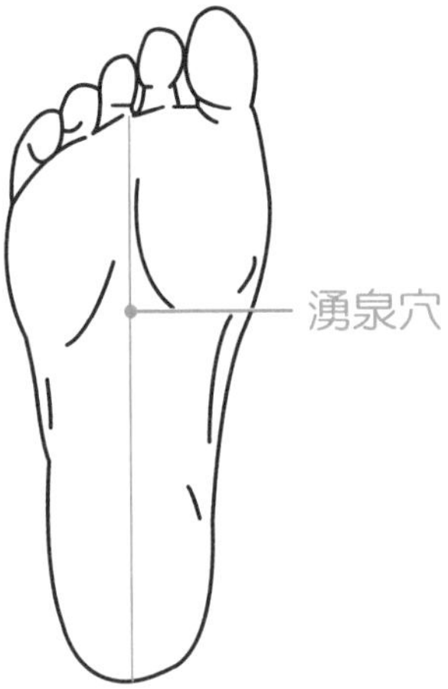

圖 2-1 按湧泉穴區，改善下肢靜脈回流，維護腹腔及腸系組織健康。

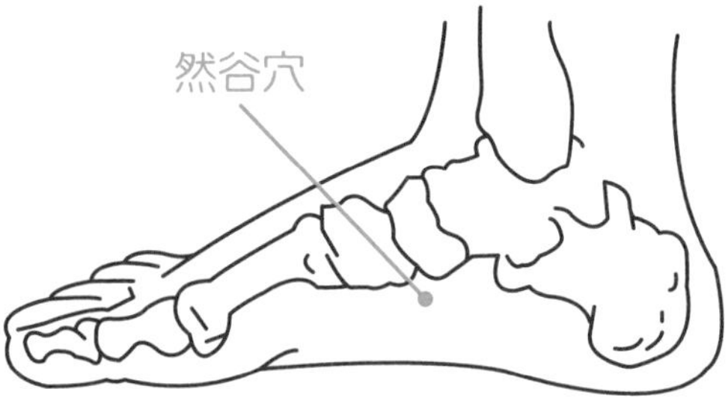

圖 2-2 按摩然谷穴，促進消化吸收功能，改善營養失調狀況。

睡眠失調

＊智慧語：睜眼等天亮　失眠知多少？

睡眠攸關生命

人為什麼需要睡眠？睡眠是生物中普遍存在的自然休息狀態，哺乳動物、鳥類、魚類，甚至無脊椎動物如蒼蠅也都需要睡眠。睡眠是一種主動過程，由專責睡眠及覺醒的中樞神經管理，此過程是腦幹及大腦皮質交互作用的結果，是為了恢復精神與體力所作出的指令，而適當的休息是為了讓生命走得更長遠。

以人類而言，睡眠占了人生長度的三分之一。人若缺少睡眠，神經系統就會失序紊亂，內分泌系統和精神活動都會出現障礙，甚至死亡。換言之，睡眠品質好壞影響生活質量至鉅，規律的睡眠是好好活下去的前提，更是健康和生存的必要機制。

要睡多久才夠？

人體生理節律是一個規律的「晝夜節律」，它的形成十分複雜，主要受到腦幹和邊緣系統的網狀賦活系統、內分泌系統、神經系統以及身體各機能相互協調的影響。人在睡眠時會減少主動的身體運動，對外界刺激反應減弱，但腦袋瓜並沒有停止工作，只是更換模式，仍然不斷在進行重要的新陳代謝與維持免疫功能，以及人體生理恆定性的重要物質基礎；同時修護身體、消除疲勞，讓身心獲得充分休息，有效儲存所需的能量。睡眠讓大腦休息，但仍同步處理和記憶白天的許多訊息。

每個人對睡眠的需求量，依個人體質、生活型態等主客觀因素，其間有很大差異，一般而言，嬰幼兒需要的睡眠時間較長，平均約十至十二小時，新生兒甚至會睡到二十個小時，相較之下，老年人約五至七小時即已足夠，有的更短，年輕人約需八至十小時；而大多數人的睡眠時間約在六至八小時之間。

根據醫學臨床統計，每天維持七至八小時睡眠的人，死亡率遠低於睡眠不足的人；長時間睡眠不足，容易導致過勞死，尤其是工作強度較大或壓力過重的人。

睡眠週期

正常的睡眠週期約每九十分鐘為一週期，一夜共有四至五個週期，又含有兩種睡眠型態：依據腦波活動與眼睛快速移動與否，大致可分為「快速動眼期」及「非快速動眼期」。非快速動眼期又分為四個階段：

第一階段：入睡初期，介於清醒與睡眠之間。當閉上眼睛，全身放輕鬆時，即進入第一階段，此階段的呼吸規律、脈搏均勻。

第二階段：為淺睡期。眼球會慢慢地轉動，可能做片斷的夢，但所做的夢記不起來，也有可能在剛睡醒的一剎那還記得，但是一下子就忘了。

第三階段：由淺睡期進入熟睡期。此時身體極度放鬆，體溫及血壓開始下降，不容易被喚醒。

第四階段：為熟睡期。人極度放鬆，尿床及夢遊都出現在此期，然後進入快速動眼期。

快速動眼期時是睡眠中最重要的一個階段，全身肌肉張力會降至最低，心跳及呼吸變得不規則，常有夢的產生；男性的勃起和夢遺通常即是發生在此階段。同時，這也是大腦在作修復工作的重要時期。

正常的睡眠是由非快速動眼期與快速動眼期交替循環出現，其中非快速動眼期包括淺睡期及熟睡期，約占所有睡眠時間的百分之七十五～八十左右，而快速動眼期約占所有睡眠時間的百分之二十～二十五。正常睡眠週期由非快速動眼期第一階段循序進入到第四階段，睡眠由淺度睡眠進到深度睡眠，再從深度睡眠回復到淺度睡眠，之後進入快速動眼期，如此週而復始，約九十分鐘，或是更長的時間，循環一次。

睡眠前半夜，以第三、四階段的熟睡期比例較多，較不易被喚醒；後半夜則多屬於快速動眼期，所以我們在天亮清醒時，常感覺自己在作夢。

綜合以上睡眠週期之循環狀況，我們可以理解到，常人的一夜睡眠時間平均要三百六十分鐘至四百五十分鐘；睡眠階段，由淺睡期到深睡期，這也是幫助身體休養及恢復的階段，如果睡眠時間過短，深睡期相對變少，身心將無法獲得充分休息與養護。

覺醒機制——網狀賦活系統

腦部與意識有關的構造可分為兩部分，一是大腦半球，與意識清醒時的反應，以及負責認識、分辨周圍環境的能力有關。另一部分是腦幹上半段的上升性網狀賦活系統（ascending reticular activating system, ARAS），專司一個人的清醒與睡眠，如果這個系統有障礙，人就喚不醒。人的覺醒與領悟等能力，也是網狀賦活系統的重要工作。在正常意識狀況下，必須這兩部分功能都正常，一旦上升性網狀賦活系統失去功能，則不論大腦半球是否健全，人將長久呈現昏睡狀況；如果大腦半球功能健在，會呈現植物人狀態，如果連大腦功能也嚴重缺失，則死亡的機率大大提高。

神經系統在生命現象裡主要是移行在兩種狀態中，一是睡眠狀態，另一是覺醒狀態；要從睡眠狀態移行到覺醒狀態，就要由網狀賦活系統來激活大腦皮質，使其活動亢進，這領域的活動是從神經衝動起始，直接經由視丘直達大腦皮質，使大腦皮質的活動得以通行。

所有的感覺刺激，如皮膚接觸冷熱或疼痛、聲音與光線，甚至強烈的味道，都會令網狀賦活系統活化，大腦皮質因被活化而變成有意識的覺醒狀態。相對地，睡眠是覺醒狀態移行到意識變弱或部分無意識狀態，當睡眠不良，被遮斷、阻斷時，就會引起注意力、學習力及行動上的障礙。

日常生活中常聽到形容人「天庭飽滿」或「印堂發黑」，就是反應此賦活系統到達大腦皮質的功能，在外觀狀態是正常抑或不順暢。

失眠的原因

失眠的原因很多，大致可歸因於心理、環境、疾病、藥物、生物節律異常，以及鎮靜藥依賴等因素。

一、原發性失眠：因並無特殊的內科疾病或精神疾病，較難找到失眠原因。多為完美主義者，或是先天操心型、緊張型個性，求好心切，在意別人對自己的看法；性子急，容易焦慮，遇到事情或感受壓力時，更是睡不著，平時也有睡眠品質差的現象；久而久之，形成慢性失眠，即使事情壓力已解除，睡眠品質也難以再提升。

二、心理突然受到重大衝擊：如面臨親人生離死別、遭遇重大變故災難、婚姻破碎、失戀、失業、財務嚴重損失等，造成情緒起伏不穩、悲悽、驚恐，久久不能平息，以致夜夜難眠。通常短期失眠一、兩個月到半年可以恢復，但少數也會演變成慢性失眠。

三、違反生理時鐘：工作性質需大小夜班輪值，或是晨昏顛倒沉溺於網路世界的夜貓族；出國時差，影響褪黑激素分泌；極度興奮、太過喜悅時也會睡不著，但通常是短暫的。

四、精神官能失調：憂鬱症患者常伴有失眠症狀，清晨兩、三點醒來，再也睡不著；躁症者晚上精神越來勁，沒有睡意，甚至時有幻聽，無法安靜入睡。焦慮症、恐慌症、精神分裂症者等患者，都可能有夜不安眠的困擾。

五、刺激性飲料：茶、咖啡等含咖啡因刺激性飲料會干擾正常睡眠；至於喝酒，初期、適量或許可促進睡眠，但長期喝酒或酗酒，染上酒癮後反而會影響正常睡眠，而且酒精代謝快，其安眠作用在下半夜即消失，所以宿醉者睡不沉，醒來還多有頭痛、自汗、心悸等不良副作用，使人更痛苦。

六、內科疾病：如關節炎、脊椎側彎、疼痛症、各種痠痛症，都可能痛得令人無法入睡；咳嗽、氣喘，平躺會喘咳更嚴重，必須半坐臥著睡覺，影響睡眠品質；其他如肺病、尿毒症等疾病，都可能令人不適失眠。

七、更年期症候群：婦女更年期出現潮紅、盜汗、失眠等症狀；亦有女性有經前症候群，出現乳脹腹痛、焦慮不安、睡淺失眠的現象。

八、藥物：服用安眠藥，日久成習，產生抗藥性，反倒無法助眠；服用類固醇亦有影響睡眠之案例，支氣管擴張劑會令興奮神經、加速心跳而失眠；大麻、海洛英、安非他命等毒品，興奮中樞神經，都會產生幻覺、失眠的情形。

九、睡眠／清醒週期障礙：人在白天清醒一天後，夜晚來臨時，都需要睡眠，經過六至九小時的睡眠後，天亮時又甦醒過來，這就是睡眠／清醒週期。日夜為一週期，稱「晝夜節律」，又稱「日節律」；但有些人此生物節律紊亂不定，如果延後至凌晨二、三點才睡覺，不過十點起不了床，再晚睡就要到中午才醒得來，如果是個人的固定作息則沒有失眠問題，但如果不固定，日久必定使睡眠品質惡化。

失眠的原因種種，要對症因應，才能解決，一味地服用安眠藥，結果恐將使失眠狀況更嚴重。

睡眠不足症狀

普遍而言，隔天一覺醒來，精神飽滿，上課不像宰我晝寢會打瞌睡，做事不會渾沌無精打采，開車不會閃神腦子瞬間空白，那就是睡夠了。但現代人社會競爭壓力大、又使用過多電子產品，生活環境日益複雜，種種因素下改變了起居步調，晝寢夜醒的人口數急劇增加，睡眠障礙比例逐日升高，已成為影響身心健康的重要因素。根據世界衛生組織調查報告，全球近百分之三十的人受各種睡眠問題困擾，我國民眾睡眠障礙的發病率近年來也逐年升高。

當失眠或熬夜後，隔天身體會出現一些症狀，輕度的有疲倦感、打哈欠、肌肉緊繃、頭暈視茫；嚴重者可能兩眼通紅、四肢無力、筋骨痠痛、身體沉重或身體發熱等；另外也會衍生情緒失調，出現脾氣暴躁、焦躁不安、憂鬱寡歡；在識能上產生記憶力減弱、注意力無法集中、腦子無法清楚思考、學習效果降低以及工作績效不佳等現象，嚴重影響認知、學習與判斷。

因睡眠不足引發疲勞，造成車禍事故、工安意外之事例時有所聞，睡眠不足會影響工作效能及工作滿意度是不爭的事實，不可輕忽視之。

助眠方法

睡眠既是正常的生理現象，也是維護健康不可或缺的條件，隨著睡眠／清醒週期的流轉，該睡覺的時間就要休息。若是一時性的失眠，而且原因清楚，經過調整矯正，即能恢復正常；倘若造成失眠的因素已不存在，但仍持續睡不好，或是長期無法正常入睡，甚至想到要睡覺就心生害怕和焦慮，這種情況已屬病態，就需要藉助能改善失眠，幫助睡眠的方法，讓睡眠品質好轉。

一、養成良好睡眠習慣：早睡早起、作息正常，維持一週七天同一時間休息和起床，假日也不例外。長期實踐可遠離多種慢性病，如高血壓、肝炎、免疫力降低、內分泌失調，並降低癌症罹患機率；同時也避免學習力降低、記憶力減退，以及提早老化。

二、有正確的觀念：睡眠時間未必要很長，睡眠品質好才重要，依個人身心狀態，六至八小時，甚至九小時都適合；但午休時間不宜太長，否則會影響到晚上睡眠的長度。

三、適度而規律的運動：無論做什麼類型的運動，都要持續而規律，最忌一天捕魚、三天曬網，也不宜強度及時間不定，睡前更不宜有高強度運動，反而更易令人興奮、甚至難以入眠。如果無法外出運動，在床上或地板上做簡易緩和的伸展運動，也可幫助睡眠。

四、拒絕宵夜和刺激物質：晚餐不宜太晚進食，也避免吃得太飽、太油膩，同時要減少攝取咖啡因與刺激性食物，更要遠離宵夜。

五、優化睡眠環境和氛圍：保持臥室舒適和寢具乾淨，以及適中的溫度與亮度，避免噪音干擾或是強光照明；還要讓空氣流通，悶濁的空氣只會讓人昏沉沉，但不會有助於睡眠品質。

六、緩和減壓與情緒管理：睡前避免過度擔心或思考，不要將心思停留在白天的煩惱事上，思緒放空、全身放鬆，轉換心境來緩和壓力問題，可助人入眠。

養護穴道

腦後正中線有督脈循行，枕骨下緣中點，正當凹陷部位上緣的風府穴，以及再往上一・五吋的腦戶穴，這寸半之間的骨肉表現，感應網狀賦活系統功能的良莠。枕骨的形狀凹凸有稜角、或骨型塌陷，表面肌肉臃腫、鬆垮、僵硬等，顯示其功能不良，相形之下，睡眠品質較差。枕骨形狀自然圓順，表面肌肉骨肉相裹、肌肉皮膚有彈性，顯示網狀賦活系統活力充足，睡眠／清醒週期的移行順暢，睡眠品質相對優質。

養生導引按蹻

有睡眠失調症狀，可按壓厲兌穴安腦、商陽穴去鬱。步驟如下：

一、以右手大拇指、食指掐捏右腳第二、三趾厲兌穴；左手大拇指、食指掐捏左腳第二、三

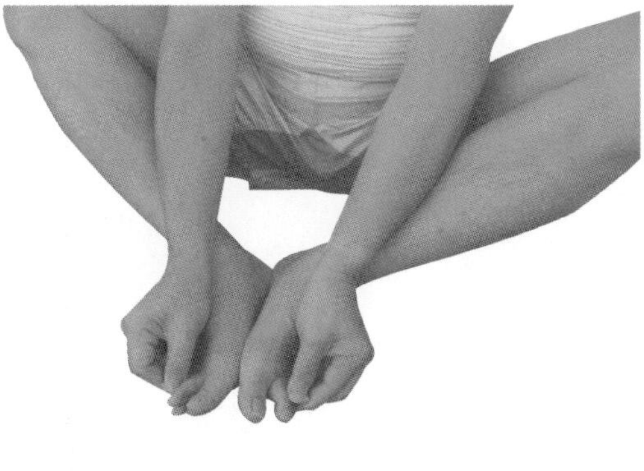

圖 3-1 按摩左右腳趾厲兌穴，有催眠作用，並能紓壓解鬱。

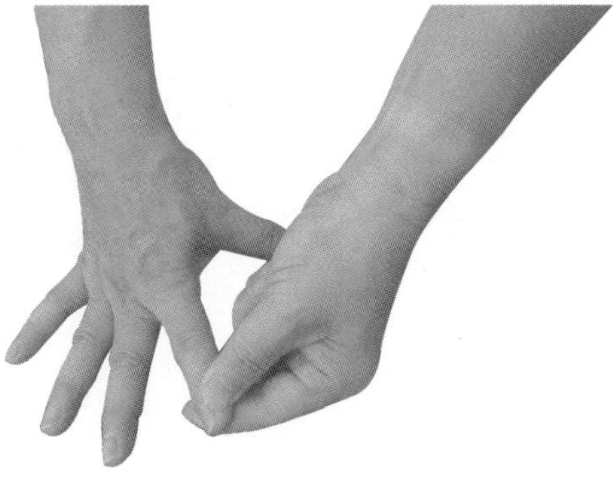

圖 3-2 按食指商陽穴區，刺激大腸經脈循環，調整排泄狀況。

趾厲兌穴。雙手齊力，緩緩調息，隨著吸吐動作逐漸用力，呼吸調息十回為一程。

二、以右大拇指、食指抓捏左手食指商陽穴，緩緩調息，隨著吸吐動作逐漸用力，呼吸調息十回為一程。按完右手換左手。

養生效果

壓按厲兌穴有催眠作用，助益入睡，如果枕邊人輾轉難眠，抓捏厲兌穴，助眠效果非常好，同時能安心紓壓。壓按商陽穴，則能刺激大腸經脈循環，調整排泄狀況。

重複操作步驟一、二各十遍，可激活胃經脈、大腸經脈之氣血循環，促進手腳末梢循環，強化胃腸功能，可退心胃之火、安寧腦神經，提高睡眠品質。同時亦能改善冬天經常手腳冰冷之現象。

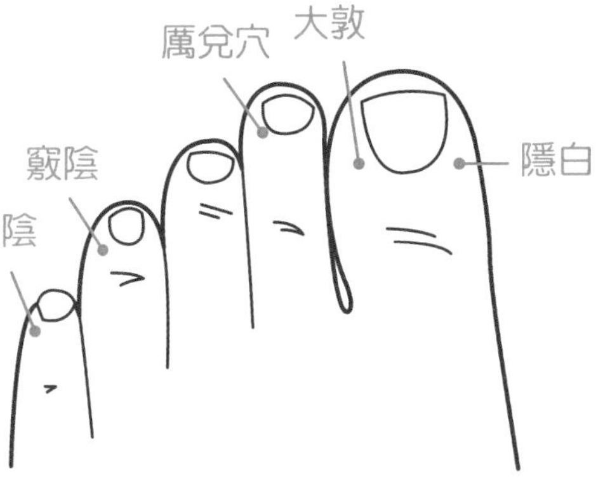

圖 3-3 在腳第二、三趾各有一厲兌穴，多壓按能靜心安神，提升睡眠品質。

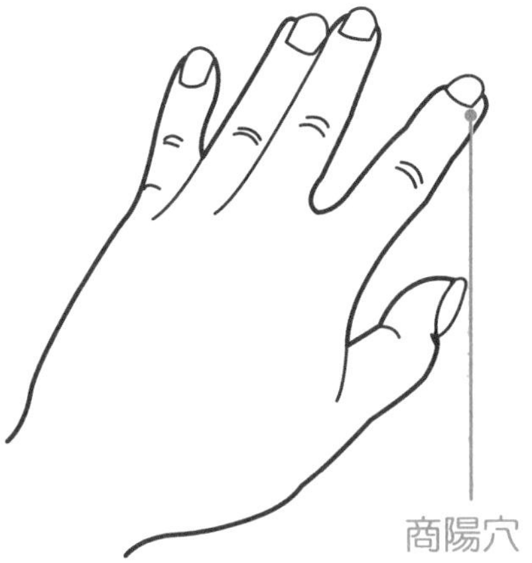

圖 3-4 商陽穴在手食指靠大拇指側指甲角旁 0.1 寸，刺激它可促進新陳代謝、紓解便秘。

感冒與流感

*智慧語：感冒非大病，確也要人命。

認識感冒

感冒分普通感冒及流行性感冒，前者即一般所言的感冒，為急性上呼吸道病毒性感染或急性鼻咽炎。常發生的症狀如咽喉腫痛、打噴嚏、咳嗽、鼻塞、流鼻水、流鼻涕、痰積、頭痛、四肢無力、疲倦、食慾不振，或兼有發燒等，症狀會漸續性發展，例如從單一的喉嚨痛或流鼻水，一直到多種症狀都出現；也可能併見腹脹、腹痛、腹瀉等腸胃方面的症狀。

會要命的流感

流行性感冒簡稱流感，是一種傳播於鳥類和哺乳動物之間的傳染病，屬急性呼吸道感染。常見症狀為寒顫（畏寒）、發熱、忽冷忽熱、喉嚨痛、肌肉痠疼、頭痛頭暈、咳嗽、虛弱無力、食慾不振，有時伴隨嘔吐等。

普通感冒也有類似的症狀，但感染的病毒不同，流感往往更嚴重，而且還會要人命，尤其對於免疫力較低的族群，如嬰幼兒、銀髮族，死亡率相對較高。

在溫帶地區，每年的秋冬季節是流行性感冒流行的旺季，流感病毒通常會經由空氣中飛沫、人與人的接觸，或接觸到被污染物品等媒介傳播。現今社會，交通便利，天涯若比鄰，即使疾病傳染也是無遠弗屆，在美加地區流行的流感，無需多時即可傳播到歐亞各地。多年前，嚴重急性呼吸道症候群SARS之流行，因其死亡率高於百分之八，幾乎令全球人心惶惶，這就是十分典型會要命的流感。

相較之下，非流行性感冒，對健康的威脅相對較低，但一樣仍大意不得。

誘發感冒原因

普通感冒多發於秋末冬初季節交替之際，但一年四季，任何季節都會發生，不同季節的感冒病毒類型並非完全一樣。

普通感冒病毒的傳播途徑，大致是從呼吸道分泌物中排出並傳播，雖不會引起流行，但當身體免疫力下降、抵抗力變差，一旦著涼、淋雨、營養不良、熬夜、過勞、菸酒過度、全身性疾病，或是鼻部的慢性疾病影響了呼吸道的暢通度等原因，都容易誘發感染；在密閉空間或是公眾群聚環境，也較容易被傳染。普通感冒也是人類最常被感染的疾病之一。

感冒自我體檢

淋巴小結與黏膜淋巴相關組織都會反應病毒的變化，造成呼吸道方面的病變。在流感盛行季節，要懂得自我保護，除了要強化自己的體能，增進免疫功能，亦不宜前往流感流行的地區，有疫苗者可施打流感疫苗來預防，並避免涉足公眾場所或待在通風不良的地方，人潮進出多的場合要戴口罩，以避免手接觸到眼耳鼻等黏膜組織，勤洗手，特別是外出後回家要先洗手，也要避免接觸疑似病患。

至於普通感冒，臨床上，要如何分辨病程的輕重？傳統的檢查方法，是搭配目測觀察以及觸診手腳膚質、膚色或溫度，特別是手心與手背，確診率相當高。

從手掌心勞宮穴區與液門穴區可做初步的自體檢驗。在手心第二、三掌骨之間，當手指彎曲稍微握拳時，中指指尖所接觸的部位，約是掌中橫紋上，稍偏第三掌骨的位置，為勞宮穴區，此區域可反應內臟的功能狀況，因感冒致使自律神經失調所引起的不舒服症狀，如頭痛、頭暈、胸悶、腸胃道不適、呼吸急促……等，可藉由此穴區來觀察，並按摩壓按，可緩解症狀。在手掌背，當第四、五掌骨之間凹陷處的液門穴區，則可觀察及舒緩肢體關節的反應及症狀。

症狀反應

初患感冒之際，手心與手背的溫度差異不會太大；但是，如果吃喝飲食不當，進食冰冷、刺激性強或是不利消化吸收的食品；抑或生活步調失調、起居睡眠不正常，例如熬夜、晨昏顛倒、過勞，可就危機四伏了！

初患感冒時，如果手背較熱，可藉由運動、肢節活動，讓身體流汗，或泡熱水澡發汗；同時，飲食清淡、不吃冰冷寒涼、強刺激、重口味的食物，多數可啟動身體的自癒力，驅逐感冒病毒，較速恢復身體健康。若是手背比手心熱，表示風寒或風熱邪氣還多停留在表皮，尚未深入肌肉腠理或內臟器官，適當的自我保護機制，即可發揮自癒力的效能，因為人體本身有自我防衛的能力，這些自我防衛機制，如利用鼻塞、流鼻涕、打噴嚏、咳嗽，甚至發燒等機轉來達成自癒效果。

手心比手背熱，且有逐漸升溫趨勢，表病毒侵犯及內臟的機率也相對加大，警示著呼吸系統或是消化系統有病恙。如果是呼吸系統方面的狀況，較明顯的症狀是鼻腔有燥熱感，呼出的氣息溫度比平常高，表示支氣管或喉嚨等呼吸道有發炎跡象，建議即時進行應有的醫療處方；此外，應多注意營養攝取，加強腸胃的循環與代謝，防範便秘以免體內毒素累積，有充分的休息與睡眠，可加速復原。如果已發展成肺泡發炎，病程就會拉長。再者，如果手心和手背都很熱，一定要速速送醫，確診治療。中醫診斷普通感冒，一般分為濕熱型感冒和風寒型感冒，分述如下。

濕熱型感冒

主要症狀如鼻音重、頭暈頭重、四肢沉重、疲憊無力、痰積痰濃、鼻涕黃、小便黃、不發燒或微燒、舌苔黃膩或白膩，這些症狀會漸次發生，可能出現多種，或是出現二、三種。

容易罹患濕熱型感冒的患者，平時的體況有某些通病，不是生活步調較隨興，起居作息無定律，就是腸胃功能經常失調，或有偏食或暴飲暴食傾向者。

風寒型感冒

主要症狀有鼻塞、流清涕、痰白稀薄、舌苔薄白、打噴嚏、咳嗽、咽喉腫痛、頭痛、畏寒、肌肉痠痛、口不渴或口渴但喜歡熱飲等症狀，或者還微微發熱，但汗出不來。此型感冒與受風寒有關。

易受風寒的人，平時活動量小、運動不足，適逢季節變化，風雨傷寒，免疫力相形低落，很容易就傷風感冒了！或者長時間待在冷氣房，或在汗流浹背情況下旋即進入冷氣間，室內戶外溫差太大，身體體溫調節機制一時反應不及，也很容易就受寒了。

防治感冒基本概念

防治感冒，科學中藥比西藥的副作用低，巧用中藥，療癒效果佳，而且相對較不會出現昏沉嗜睡、乏弱無力感等副作用。

因為感冒大多數是病毒感染所致，目前西藥對病毒還沒有特效藥。經常吃感冒西藥，會導致身體出現抗藥性，一次有效，再犯，同樣的劑量就未必有效了！吃久了，還會破壞免疫力，身體的抗病防線由第一道的鼻腔，退守到最後一道的肺泡，爾後，感冒就更難治癒了。

治療濕熱型感冒

防治濕熱型感冒，最適合用參蘇飲（藥方索引45），特別是體質虛弱者。以紫蘇葉與人參為君藥（主藥），搭配促進腸胃活動的二陳湯（藥方索引5），再加枳殼、桔梗、前胡、木香、生薑、紅棗，其組成幾乎都是食材。市售有科學中藥粉，但最好仍依醫師指示再行服用。

亦可用生藥煮成茶飲，以上藥材各取一至二錢，煮成藥茶趁熱酌飲，飲後再喝碗熱粥糜，只要汗能冒出，即能將滯積於體內的溼氣排出。初患感冒或症狀輕微者，不適現象可能頓然痊癒；感冒日程已久的，症狀也會隨之減輕。惟出了汗要趕緊拭乾並撤換乾爽的衣物，以免二度著涼。在溫暖舒適的地方多休息，以維護體力，並避免傳染給其他人；多喝水，促進新陳代謝及排泄，可縮短感冒病程。

調理風寒感冒

治療風寒感冒首要是讓患者出汗，搭配以辛溫解表為原則之藥物與食療，最見療效。泡澡、泡腳、吃熱粥糜、喝薑母茶等，都有辛溫解表促使排汗的效果，但泡澡水溫不宜太熱或泡太久，也不適合長時間泡溫泉，以防出汗過多而脫水。出汗後一樣要隨即拭乾及換著乾衣物。

人參敗毒散（藥方索引6）發汗效果很好，又可抗病毒、祛風寒、增強免疫力。人參敗毒散的十味組成中，人參、茯苓、枳殼、桔梗、前胡、柴胡、姜活、獨活、川芎、甘草，有六味與參蘇飲（藥方索引45）重疊，惟因為味道較嗆，有些人無法接受，可以晨醒後服用，其他時間另以桂枝湯（藥方索引39）來搭配調理，取桂枝、芍藥、生薑、炙甘草各五錢、大棗（拍裂）六枚，加500cc水煮開，轉小火煮成300cc，此為一天的劑量，分三至五次酌飲。

季節性感冒

季節性感冒，特別是季節交遞的時候，冷熱溫度變化較大，這種換季型感冒，依症處方以桂枝湯（藥方索引39）、柴胡桂枝湯、小柴胡湯等對應，主要是從消化系統來強化免疫力，腸道是人體最大的免疫系統，對症下藥效果好，特別是長期有慢性支氣管炎的感冒患者更見防護療效。

禽流感感冒

禽流感類變化的病毒感冒，是屬於地區性的感染，如香港禽流感傳播到臺灣，這類病毒都很棘手，處方以人參敗毒散（藥方索引6）、防風通聖散（藥方索引30）等，於治療層面並無法絕對撲滅病毒，效果重點在於舒緩症狀。對於初期感染的患者對症下藥，從消化系統與呼吸系統來強化抗菌力，還是有一定程度的療效。

對症下藥確實可以強化免疫力，尤其對淋巴小結與黏膜淋巴相關組織感染病毒之初，開始出現眼癢、鼻癢、耳癢、喉嚨癢，及時以人參敗毒散（藥方索引6）來漱口殺菌，多有出人意表的效果。

預防有方

預防普通感冒最有效的方法是提高免疫功能、增強抗病力。感冒的恢復靠的是機體的免疫功能，如能養成持恆規律的運動習慣，持續不懈地鍛鍊身體，則可提高免疫功能，增進抗病力，遇到感冒病毒侵犯，自癒力可充分發揮效力，這才是防治感冒的最佳法門。

當然，均衡營養、規律生活起居、適度運動與活動、休息睡眠與休閒，以及出入公共場所戴口罩與勤洗手等物理措施都是必要的。如此可以預防普通感冒，即使已罹患，症狀舒緩，病程也會縮短。

食療調理

預防感冒，平日飲食佐以蔥、薑、蒜、韭、椒……等辛溫熱性的食物，可以讓汗與尿代謝順暢，促進排毒之外，呼吸系統功能亦隨之復甦，鼻孔呼吸氣息大為改善，機體可以獲取更大量的氧氣來活化肺泡，有效改善體質，提升防禦力及自癒機制。

平日可多食熱熱的蔥花蛋湯，汗流浹背之餘，強化體液循環，加速代謝。平時活動、運動量大者，藉此可累積強化體能；虛弱患者，腸胃也弱，麵食、水果影響腸胃消化，妨礙營養吸收，則不宜多食。

對感冒患者而言，最好吸收的食品就是天下第一粥——白粥，熱熱的粥糜佐以荷包蛋、適量的鹹蛋，可固脾暖胃、刺激食慾，適時補充熱能，回復精神與體力，有效縮短病程。

天氣變化越大，感冒機會越多，尤其是秋冬交替之際，更是感冒流行旺季，假如再陰雨綿綿，濕氣上身，很多孩童與老人家就咳嗽不停，鼻水不斷，此時，黑糖加老薑母煮茶熱飲，令頭部、背部微微汗出。再加龍眼乾、紅棗同煮，更添益智與開心效果，老弱婦孺皆宜。

養護呼吸道從孩童期

孩童的肺部組織，包括支氣管、細支氣管、肺泡管、肺泡，及其周圍組織，都還在持續發育中；肺部發育較弱的孩童，一旦感冒，要盡速治好，否則會連帶影響其他器官的發育，造成一輩子的慢性支氣管炎、氣喘，甚至心肺發育一併受影響。

若小孩子習慣嘴巴開開的張口呼吸，常是呼吸系統功能弱，而以嘴巴代償鼻子呼吸。並非都是習慣不好，更不是單純的鼻子過敏，家長不要一味責怪小孩張口不雅觀，而是要觀察他是否有呼吸障礙的現象。

德、智、體、群、美五育，孩子成長過程中缺一不可，但在升學主義主導下，體育常被犧牲掉；殊不知，在發育時期最重要的是體育，孩子的生命態度是否陽光？處事是否主動積極？與體能發展狀況成正比。體育帶動其他四育，還讓孩子免疫力增強，學習能力加分，團隊互動與領導能力升級。各類型運動都好，只要持之以恆，都能達到強化體能、提升免疫力的效果，容易感冒，特別是有氣喘、慢性支氣管炎的孩童，最適合規律的游泳運動，不但能強化肺呼吸功能，且促進成長發育；同時無須擔心類似慢跑之類的運動會影響孩童腳部及膝蓋骨骼發育，可說是強身袪病的最上策。

養生導引按蹻

感冒：掐魚際按合谷，開胸利膈防感冒。步驟如下：

一、以右大拇指按住左手魚際穴，同時以食指掐住魚際對側的合谷穴，兩指齊力按，緩緩調息，同時漸漸用力，呼吸調息十回為一程。

二、換手，按捏右魚際穴、合谷穴，同樣以呼吸調息十回為一程。

三、重複步驟一、二動作，左右手分別按掐五～十程；症狀嚴重者，可斟酌增加按摩次數。

養生效果

掐按魚際穴，促進肺經脈與掌腕的氣血循環，改善呼吸功能，強化肺活量，提高體內外氣體交換效率，進而增強免疫力，提升對禽感的抗菌力。同時一併按合谷穴，可強化胃腸能力，提升免疫功能，並疏緩胃痛、腹痛，改善排便不暢的困擾。

如果魚際穴區的色澤偏青藍色，好似瘀青一般，表示肺呼吸系統較虛寒，即可以此按蹻動作來刺激強化；特別是嬰幼兒，可增進其肺呼吸道之發育成熟。平常多利用看電視、搭乘大眾交通工具、或是散步走路之際，都可隨機掐按魚際與合谷，保健效果極佳；但孕婦不宜按合谷穴，以免引起宮縮或動了胎氣。

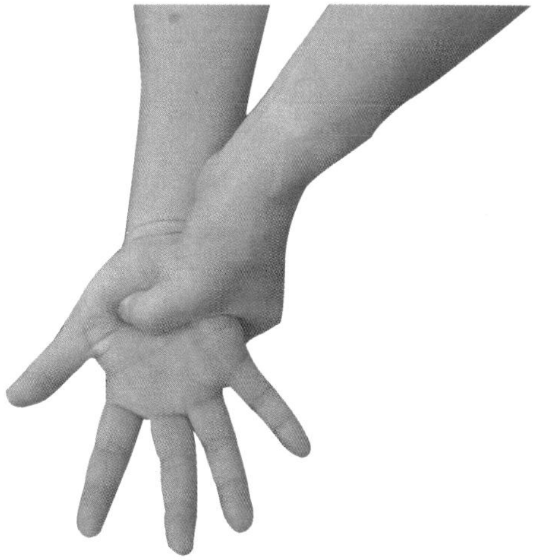

圖 4-1 掐按魚際穴區，改善呼吸功能，清熱瀉火、防治感冒、咳嗽，提升免疫力。

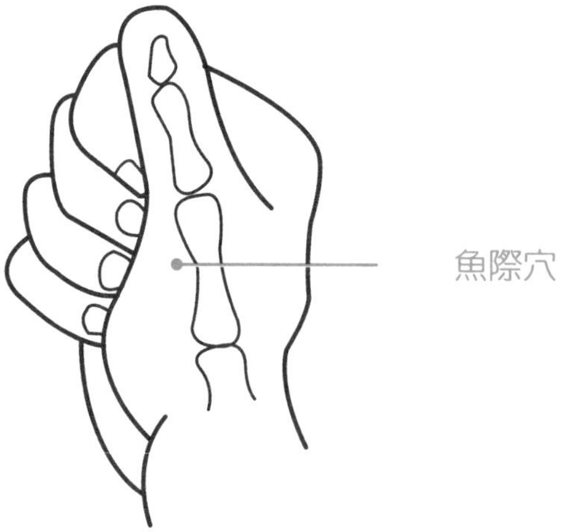

圖 4-2 魚際穴在手掌側第一掌指關節後，掌骨中點，即大拇指下方肉丘中點位置。

咳嗽

＊智慧語：師傅怕抓漏，醫生怕治咳。

咳嗽發生機制

咳嗽是一種呼吸活動，一種保護性呼吸反射動作；其機制是在短促的深吸氣後，一瞬間聲門緊閉，肺部氣管內壓極度上升，當聲門突然開放，肺內氣體爆發噴射而出的吐氣運動，就成為咳嗽。

咳嗽有三程

咳嗽的發生機序，幾乎都是神經反射主導，當呼吸道黏膜裡的感受器受刺激時，衝動通過傳入神經纖維傳到延髓咳嗽中樞，即引起咳嗽；也就是透過大腦的指令來執行咳嗽行為。換句話說，咳嗽本來是人體為了排除氣管內異物、吸入性有害氣體、呼吸道內分泌物等的生體防禦症狀，所以不可盲目的服用止咳藥來止咳。其機轉進程有三階段：

一、吸氣階段：喉頭、氣管、肺泡、胸膜、心膜、橫膈膜或外耳道傳來的各種刺激，傳達到咳嗽中樞（延髓），受此刺激反射開始吸氣，大多數是刺激存在於支氣管的化學感受器而發生。

二、壓縮階段：聲帶緊閉，氣管內壓上升，準備轉成呼氣。

三、呼氣階段：馬上聲帶弛緩，爆發性地吐出空氣。

咳嗽的聲音、咳嗽的時間帶、咳嗽的型式等詳細資料，並無法作為咳嗽原因的單一評估，其正確性常有問題，尤其是慢性咳嗽，通常白天不咳，夜間才咳嗽，一般都是白天就診；此時，對病症的掌握就要從問診、望診、切脈等多方醫療程序來確診。

反之，夜間睡眠時不咳嗽，反倒是說話或運動換氣就咳嗽，這也是典型的一種慢性咳嗽，經常發生在長期抽菸的慢性支氣管炎患者身上，這種態樣的咳嗽，單次咳嗽的時間常持續數秒到數分鐘，雖當事人未必感覺不舒服，但不容否認，這也是肺呼吸系統的抗議之聲，建議接受醫學上的建言來戒菸，否則對心肺的傷害是日積月累的。

偶發性或季節性的咳嗽，多數是肇因於過勞、休息不足，亦有因營養攝取失衡，致抵抗力降低而容易咳嗽。

咳嗽對身體有許多負面影響，如劇烈咳嗽可導致呼吸道出血，長期咳嗽影響生活品質，也降低學習效果及工作效率，同時影響睡眠，身心因此無法獲得充分休息，也經常引發喉嚨腫痛、聲音沙啞和相關呼吸肌群疼痛。我們幾乎都有過這樣的體驗，就是咳到胸部、腹部、腰側的肌肉都疼痛不已，這已屬病理現象，臨症時，需要辯證以對症下藥來舒緩症狀。

咳嗽類型

咳嗽可因外在因素，或內在原因而致咳。外感咳嗽的特性是發病急、病程短，常併發感冒；內傷咳嗽，則多因臟腑功能失調，內邪傷肺，病情緩、病程長，因五臟功能失調而引起。《內經．咳論篇》有言：「五臟六腑皆令人咳，非獨肺也。」肺臟咳嗽，主要是肺炎、間質性肺炎等急性病症，慢性病症方面則有肺纖維症、肺水腫、肺腫瘤等。

除了肺臟功能失調會引發咳嗽之外，其他臟腑功能失調也會造成咳嗽。一般常見咳嗽如下：

一、**急性咳嗽**：病程三週以內的咳嗽，這是門診臨床上最常見的症狀。病因包括病毒、支原體（又稱黴漿菌）或細菌，導致的症狀有急性支氣管炎、肺炎、呼吸道感染、肺結核……等。

二、**亞急性咳嗽**：病程持續時間三～八週以內，以百日咳及病毒感染後支氣管炎為多。相較於急性咳嗽，其誘發原因更複雜。

三、**慢性咳嗽**：時間超過八週以上，可持續數年甚至數十年。慢性咳嗽的原因更為複雜，包括咳嗽變異性哮喘、過敏性支氣管炎、上呼吸道咳嗽綜合症、胃食道逆流、嗜酸細胞增多性支氣管炎、慢性支氣管炎……等。其中以咳嗽變異性哮喘和上呼吸道咳嗽綜合症最為常見。慢性咳嗽還多併見心肺方面的疾病，且常與心血管疾病有密切關係。

辯證慢性咳嗽

除了外在因素及五臟六腑內傷致咳之外，亦當審慎是否是鼻涕倒流或是胃食道逆流引起了咳嗽，臨床上要辯證清楚，始能對症下藥。

一、**鼻涕倒流**：鼻涕倒流（後鼻漏）的原因，是下咽頭咳嗽反射迴路的感覺神經受到刺激反應，或者是氣管誤飲鼻腔分泌物而誘發咳嗽。因為黏性、膿性鼻涕，可能引起咳嗽或氣喘，副鼻腔會有壓痛感，鼻腔內可見鼻甲介黏膜異常腫脹狀。主要症狀是反覆地咳嗽、打噴嚏與流鼻水。通常從患者主觀述說，並無法診斷是否為後鼻漏，甚至有些患者並不常見有咳嗽的症狀。後鼻漏的原因以過敏為多，其次是感染以及血管運動性鼻炎；同時，後鼻漏症狀也是肝經脈、胃經脈、膀胱經脈循環不良的主要症狀之一。

日常保養，可經醫護人員的指導，以生理食鹽水沖洗鼻腔，配合規律有氧運動，如慢跑、快走、游泳，以及持續操作易筋經第十二式肝經脈操（工尾），強化鼻腔結構組織，改善肺泡與氣管，優化心肺功能，提升免疫力，降低過敏及感染的機率，對改善後鼻漏，有一定的效果。平時可以川芎茶調散（藥方索引14）來調理，並搭配穴道按摩，輕揉鼻翼旁迎香穴、目內眥的睛明穴，與眉頭的攢竹穴，可以改善後鼻漏、鼻炎等症狀。

二、胃食道逆流：胃食道逆流易造成慢性咳嗽。當胃內容物反向到達食道下部，食道黏膜介入咳嗽反射迴路時，就會引起咳嗽。更嚴重的是，逆流到咽頭之後，胃液誤嗆入支氣管，誘發化學性的支氣管炎，通常是病毒感染，甚至會引發肺炎。進食時被食物或喝水嗆到，可能是一時誤嗆而咳嗽；但如果症狀持續數日，未見平息，就可能發生胃食道逆流現象，建議覓醫診治。胃食道逆流的主要症狀是飲食之後或橫側時，胸骨裡有灼熱的感覺，因為胃液逆流在食道，口腔有時候會有酸液感覺，同時頻頻打嗝或嘎聲，造成咽喉疼痛。慢性胃食道逆流現象，常發生在孕婦身上，酗酒的人更是常見，尤其是很胖或很瘦的菸酒族。

後鼻漏與胃食道逆流是導致慢性咳嗽的常見原因，如果誤以感冒或支氣管發炎來治療，或許一時有效，但很快就會再度困擾患者；有些患者雖盡量忍住不咳，但在無法痊癒之下，經常顯得無精打采、渾身不對勁。改善方法，先要從調整生活習慣著手。

飲食種類要多元，少量多餐多變化，早睡、早上晨起運動，睡覺時頭部及上半身稍稍墊高上舉；嚴重的患者，若併見有氣喘，可備用支氣管擴張劑或吸入性類固醇，以應危急之需。對症下藥施用甘草瀉心湯（藥方索引23）、半夏瀉心湯（藥方索引52）、柴胡桂枝湯（藥方索引38）、加味消遙散（藥方索引61）等，可以改善身心狀況，如加上持續操作易筋經第一、三式，有機會獲得根本治療。

管理呼吸

呼吸的管理機制是很複雜的，要強化肺呼吸機制，先要從加強呼吸量開始，如開始跑步、爬山，都可令支氣管擴張，如此才能夠吸更多的氣進到體內；肺部健康度不夠好的人，或者很久沒有進行有氧運動，運動之初，當開始擴張支氣管時，有些現象就會明顯出現，而且越加速用力越明顯，例如跑步或快走時，吸氣呼氣之間會聽到自己氣管咻咻咻的聲音，這是有運動到細支氣管與肺泡的反應。會出現這些肺呼吸系統的吸氣、呼氣聲，另一個角度也是在提醒自己運動不足，千萬別被這些聲音嚇到而停止運動，持續進行有氧性運動，這些聲音會越來越不明顯，表示自己的心肺功能持續在增強中。

二〇一三年尾，臺灣有位罹患大腸癌第三期的醫師，每天以易筋經第一式的基本動作為基礎，將雙手抬高到極限，再用力往背後甩到極限，每天至少二千下，幾個月下來，再檢驗，癌細胞不見了！

動作簡單，操作容易，但要持之以恆，就困難了！雙手甩動二千下，極限抬高時吸氣靠橫膈膜、肋間外肌、胸鎖乳突肌、斜方肌、斜角肌、前三角肌等來輔助加強吸氣，強化心經脈與肺經脈；再極限甩到背後時，則壓迫胸腔，令胸廓縮小，肋間內肌、肋間最內肌、後三角肌、腹部肌群及下肢肌肉群（特別是股四頭肌、縫匠肌、髂腰肌）輔助加強呼氣動作，強化肝經脈與腎經脈，如此反覆動作，可激活腹腔內臟器，特別是大腸。

肺與大腸在人體之生理層面，肺主呼吸、大腸主排泄，兩者互為陰陽表裡關係，其病程會相互牽連影響。強化肺臟的結果可以優化呼吸系統，防治咳嗽、鼻炎等，提升免疫功能；刺激大腸循環的結果是促使體內新陳代謝後產生的廢物及毒素，加速排出體外。當免疫力提高，體內又不堆積毒素，相互加成的效果，甚至連癌細胞也可一一被掃蕩，有效克服大腸癌。

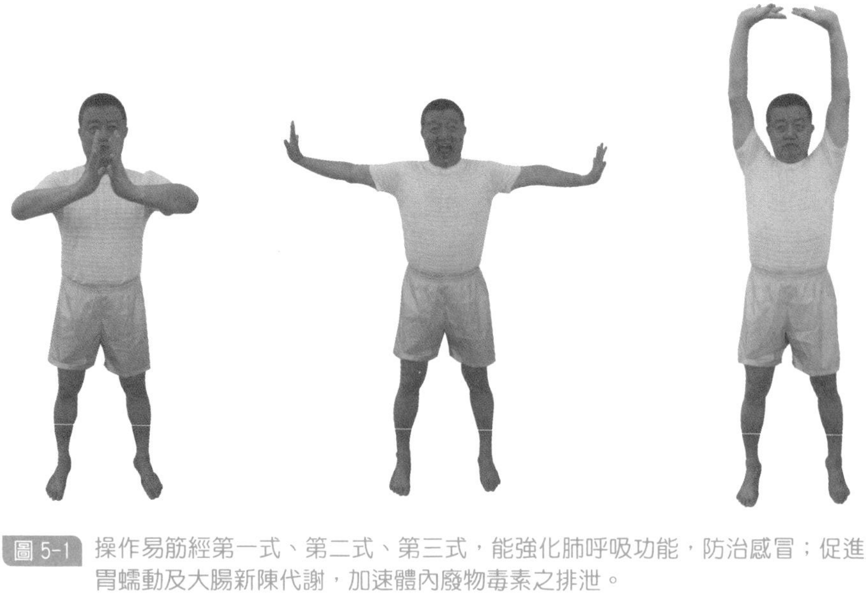

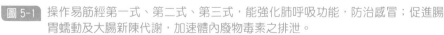

圖 5-1 操作易筋經第一式、第二式、第三式，能強化肺呼吸功能，防治感冒；促進腸胃蠕動及大腸新陳代謝，加速體內廢物毒素之排泄。

養生導引按蹻

咳嗽：頂揉肝膽脾胃俞，鎮咳止嗽順呼吸。步驟如下：

一、右手握拳，以拳尖頂按脊椎右側旁一．五寸的部位，依序從上背沿著脊椎往下按，按到腰部以下，緩緩調息，逐漸用力，呼吸調息共十回為一程。

二、著力重點為第七椎旁的膈俞、第九胸椎旁的肝俞、第十胸椎旁的膽俞、第十一胸椎旁的脾俞、第十二胸椎旁的胃俞，以及第二腰椎旁的腎俞。

三、按完脊椎右側換左手握拳按左側。

四、重複步驟一、三的動作，左右拳分別頂按五至十程；痛感強烈者，可斟酌增加按摩次數。

五、亦適合俯臥，全身放輕鬆，由他人來協助壓按背脊，壓按節奏為吐氣時用力，吸氣時放鬆。

養生效果

咳嗽時馬上按壓以上各穴中最痛的穴點，按到感覺由疼痛轉為痠麻或舒服感時，才停止。可強化橫膈膜，幫助肺呼吸動能與消化系統的吸收代謝效率，改善胸腔呼吸，緩解咳嗽，並促進排泄。

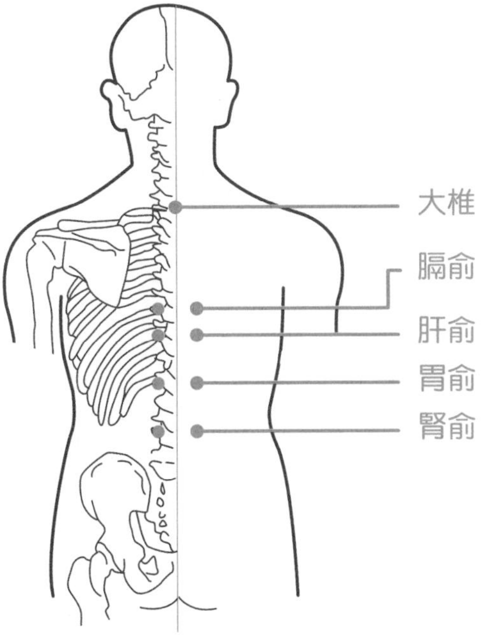

圖 5-2 掐背俞諸區，改善胸腔呼吸功能，紓解咳嗽，提升免疫力。

便秘與下痢

＊智慧語：積屎臭臉討人厭，日久心病腸癌找上身。

便秘與下痢

便秘與下痢幾乎是人人都有過的經驗，卻很少人瞭解便秘幾乎是起因於人文因素，例如從小雙親疏於重視大便通暢是每天大事，隨著成長，以致使便秘「積屎」成了人生大困擾。

閩南語俚語以「積屎」意指傲慢不親切的表情和態度，是十分傳神的！當一個人忽略了自己的人生大事，自然也會忽略了關心別人，人際互動上有態度偏頗、冷漠、吹毛求疵的傾向。反之，有習慣性下痢的人，常是過度性急，也難免過度關心別人，有多管閒事之虞。

下痢與便秘是非常普遍的症狀，但它們的罹患率、死亡率，以及罹患者生產力低下等問題，以醫療資源的消費觀點來看，卻造成很大的社會負擔。

下痢的實例

以美國為例，一年內受急性下痢干擾的人約一億人，大約半數的患者，身體活動受限制；百分之十的患者接受醫療診治，二十五萬人入院，大約五千人死亡，又以高齡者為多。相關醫療，社會經濟負擔一年超過二百億美元。在未開發中國家，急性感染性下痢目前仍是導致死亡最多的原因之一，特別是孩童。便秘症，在先進國家也是常見疾病，約三分之一患者接受醫療治療，大多數人自行治療。美國全國統計，慢性下痢症罹患率達百分之二～七，慢性便秘症罹患率百分之十二～十九，女性是男性的二倍。

正常排便很難嗎？

在臨床上，便秘是很常見的疾病，一般是持續性排便困難，排便頻率少，甚至完全沒有排便的感覺。由於正常排便的定義非常廣，正確的便秘很難下定義，多數便秘患者的現象是一週排便少於三次；也有不少便秘患者雖排便頻率正常，但出現糞便硬結呈羊屎狀、下腹部膨脹滿悶感、排便不盡有殘便的感覺，或是排便時感覺到排便費力費時等。

對這類病人而言，便秘與大便困難是很難分辨的，大便的形狀與上次排便後經過的時間有關，硬硬的羊屎狀大便在腸管內通過較遲緩，反之，水樣大便在腸管內通過就較快速，因此硬硬的羊屎狀大便比正常大便困難；因此，有些便秘患者用浣腸（從肛門灌腸）與用指頭按肛門通便（主要刺激恥骨直腸肌與外肛門括約肌）是時而可見的。

排便機能

便秘問題與社會心理或文化因素的關聯性是不容忽視的。從小父母親正確重視孩子的每日排便問題，相對地，孩子成長後也會較關心自己的排泄狀況。

病態生理學上，分析導致便秘的常見原因，首先是因為水分攝取不足，以及食物纖維素攝入不足，造成糞便硬結；當然也有因服用利尿劑及含有鐵、鋁的藥物而導致便秘的情況。其他有因腸道麻痺或蠕動傳輸減慢、或因腸道腫瘤及憩室，亦有因器質性或功能性障礙造成排便受阻。時下生活步調緊張、壓力大、容易焦慮等心理因素也易造成腸躁症，導致便秘，這類型排便困難比例日益升高，不容忽視。

恥骨直腸肌是一塊鮮為大眾熟悉卻非常重要的肌肉，它不但與排便息息相關，與呼吸、性愛、生產都有密切關係。

排便關鍵肌肉

就生理解剖而言，恥骨直腸肌的機能與便秘、下痢關係很密切。恥骨直腸肌在控便過程中起決定性作用。人要排便時，骶骨部的副交感神經令恥骨直腸肌鬆弛，直腸與肛門的直腸肛門角，從原先接近九十度，變成接近一百八十度，促進排便。恥骨直腸肌收縮時，肛直腸角減小，幫助控便。肛直腸角的變化反應了恥骨直腸肌的活動情況。直腸與肛門的關係，與腰骨及骶骨的正歪強弱也有連帶互動。

直腸弛緩是透過交感神經反射的介入，使內肛門括約肌暫時弛緩，S狀結腸與直腸收縮造成直腸內壓上升，直腸S狀結腸角才會打開十五度以上，腸管擴張刺激外肛門括約肌，正常情況下外肛門括約肌可以隨意控制排便，大便失禁就是連外肛門括約肌也失控了。

便秘與痔瘡

便秘也是引發痔瘡的重要原因，而每天排便次數過多，如習慣性腹瀉常跑廁所也是容易造成痔瘡的原因之一。頑固性便秘應及早就醫、尋求解決方法，避免長期服用瀉藥、軟便劑等，以免直腸黏膜感覺和排便反射變遲鈍，反而會加重便秘，更容易使痔瘡發生。保持肛門周圍清潔，也是必要的。

唇色看胃腸

胃經脈行經唇下，上行到嘴角兩旁的地倉穴。下唇與地倉穴區的膚質色澤，即反應胃的消化情形。色紅絳或黯濁，多胃燥濕熱，或併見便秘；色青白者，多寒滯或併見腹瀉。

大腸經脈沿上唇行走，左右兩線交叉於人中穴，終止於鼻翼旁的迎香穴。上唇與迎香穴的肌膚色澤，則反應大腸的排泄狀況。其色澤反應病症之現象與下唇呈正比。

觀唇保養胃腸

雙唇都浮腫紅腫，表胃腸狀況多，常見於發育成長不良的孩童身上，時下年輕族群也不少是唇色火紅腫脹，特別是嗜喝冰飲及飲食不正常者。

發育中的孩童如果雙唇腫脹又缺乏血色，建議進食桂圓粥。取桂圓肉二～三兩，糯米一杯（電鍋量杯），加十杯水，大火煮開後，轉小火煮至米粒軟爛，加紅砂糖調味，煮成桂圓粥。每次食量不宜多，視年齡大小及身高體重比例，約半碗到一碗即可。

早上起床困難的孩童，可當早餐食用；下午明顯體力下降、精神不濟的孩童，適合於午餐或當下午點心食用。一天進食以一次為宜，糯米氣滯，吃多了容易脹氣、胸悶，不宜餐餐吃。依照上述要領，天天進食以十五天為一個療程，這期間如果出現便秘現象，就該停止進食，向來常拉肚子的孩童，經過一個療程，都會逐漸起色；在季節交遞之際，特別是秋冬之交，可增加二～三個療程。

唇色的病兆

經常腹瀉或便秘者，多見唇紅腫脹，尤其是在孩童的身上更明顯；唇色越鮮紅，甚至感覺是艷麗紅，顯示胃腸的納食、消化功能問題越大。

通常青春期之後，唇型與唇質大抵定型，下唇與承漿穴的膚質膚色越不好，越沒有口福。承漿穴在唇下正中凹陷處，是飲食漿水滴落的位置；承漿穴區枯澀表咀嚼肌肉群集體表現不良，唾液腺方面，特別是下頷下腺失調紊亂，下頷下腺分泌的唾液主要是用來吞嚥。這也提醒我們，飲食最重要的就是細嚼慢嚥，才能促進唾液分泌，發揮消化功能。

倘若孩童時而便秘，時而拉肚子，桂圓糯米粥只可以偶爾食用；而且下痢的時候，絕對不適合安排十五天的療程。此情況下，適合以六君子湯（藥方索引16）來調理，取陳皮、半夏、黨參、茯苓、白朮、甘草、生薑、紅棗各一錢，加五碗水煮成一．五碗，便秘時三餐後服用，腹瀉時候三餐前服用。如此體質的孩童，多數先天體質不佳，再加上後天飲食習慣不良，所以胃腸時而出狀況，這樣的孩童最忌諱不吃早餐，更要避免偏食與暴飲暴食。如果在孩童發育階段多加調理，改善體質，青春期將有機會茁壯轉骨成功，成人之後，造成慢性生活習慣病的機會也會相對減少。

調理便秘之方

便秘問題不解決，近程的影響是使生活品質劣化，遠程影響就是造成腸癌變的原因之一。改善排便習慣，使排便順暢，體內不積毒，許多病變自然不容易上身。民間流傳有很多改善便秘的偏方，但不鼓勵個人拿自己當白老鼠，原則上仍要符合健康衛生條件，且要適合自己的身心狀況。以下提供一些可行的方式：

一、**攝取膳食纖維**：均衡攝取富含膳食纖維的食物，如全麥五穀雜糧類的糙米、燕麥、大麥、小麥、蕎麥、裸麥、薏仁……等，此類非水溶性的纖維質即有刺激腸道蠕動效果，而且不易被消化酵素所分解，會在腸道中發揮清掃環保功效；蔬菜如芹菜、地瓜葉、蘆筍、牛蒡、萵苣、花椰菜、莢豆類……，水果如蘋果、柑橘類、無花果、蜜棗、葡萄……等，既含纖維質又含果膠，都可增進腸道蠕動，促使排便順暢。

二、**調整飲食內容**：很多女性拒絕肥肉油脂，殊不知缺少脂肪，將無法潤滑腸道，蠕動因此減緩，就日日累積宿便，日久即造成便秘。此外，均衡攝食洋菜、蒟蒻、香蕉等含果膠及膳食纖維的食物，以及木瓜、鳳梨等水果，其中豐富的酵素不但可促進食物消化，增生腸道益菌數，改善腸道環境，均衡攝取更有益於排便。

三、晨起空腹喝水：水分攝取不足也是便秘的原因之一，腸道內食物殘渣的水分不斷被腸道吸收，大腸蠕動因此變慢，一起床在活動之前，先喝下300~500cc溫水，讓水分較快速送達大腸，增加腸道的含水量，有軟便效果。

四、喝優酪乳類飲品：優酪乳、優格、酸奶酪等都含有益生菌，可促使腸道中的纖維素發酵，促進腸道蠕動，但市售的成品隱含一大危機，就是含糖量特高，建議自己ＤＩＹ，或選購原味無糖的產品。

五、腹部按摩：多按摩腹部可活化淋巴回流，有益腸道運動。肚臍的左右側旁開二寸（約三個指頭的橫幅距離）分別有一天樞穴，以雙手中指指腹按住穴區，順時針方向按摩，可疏調大腸，消滯排腸氣，促進排泄。同時可加強肚臍左右兩側近腹部邊緣的部位，右側為升結腸，左側為降結腸，多按摩可幫腸道作運動。

健胃腸之大腸經脈操

不少過勞者，都伴有過敏性胃腸症候群，即腸躁症；亦有人時有殘便排不淨的感覺，特別是抑鬱寡歡、心理壓力大或慢性精神官能症者，常併見慢性便秘。中西醫藥只是輔助療法，以運動、導引按蹻、休閒娛樂及戶外活動來改善，亦是很必要的支持療法，至少清晨醒來操作易筋經第二式——大腸經脈操，可以有效調整排泄問題。

易筋經第二式的操作要領是：腳趾抓地，兩手平開，心平氣靜，目瞪口呆。這可激活胃經脈與大腸經脈循環，也是一種令身心全然放空的好方法，持續操作三～五分鐘，身體從上到下都一一運動到，臉部地倉穴、人中穴、承漿穴，手部的內關穴、外關穴，腰部的腰陽關、腳部的足陽關，每個關節肌肉都因繃緊而痠痛，感應越強烈就越能活化肛門括約肌、橫膈膜與盆膈膜，特別是恥骨直腸肌，對調節腸系控便機制大有助益。

臨床上，便秘兼見體重減輕、直腸出血、貧血等，就要思考是否是大腸癌變，尤其是四十歲以上，平常有輕度便秘的人，建議將前述有關調理便秘的方法，落實在日常生活中；蹲馬桶超過十五分鐘還無法如廁的人，一定要操作第二式大腸經脈操，天天早上操作就可以改善骨盆底肌肉群與陰部神經；易筋經不只是易變四肢的肌肉筋骨，於內臟的復健及腦部強健也大有可為。

運動強化肌活力

因為腸子運動活潑，吸收不良而造成腹瀉，一天排便二～三次或一週拉三～四回都還屬於正常範圍；拉肚子也是在體內大清倉，例如一時吃了不淨食物，或是吃多了高油脂食物，都可能腹瀉，所以，不要一拉肚子就服用止瀉劑來制止。

嚴重腹瀉，偶爾會有大便失禁情形，老弱婦孺比較容易出現類似狀況，不單是腸胃功能較弱，相關肌肉群，如盆膈膜的恥骨直腸肌也相對乏力，隨時出現要大便的感覺，上廁所卻又上不出來。盆膈膜是呼氣的輔助肌肉，除非是重病患者，一般人沒有特殊疾病卻常有拉肚子的問題，多數是飲食習慣不好，又缺乏運動，只要由飲食、運動來調整，假以時日，一定有所改善。

四神湯止瀉泄

老人常拉肚子，多腰腎虛弱，宜煮四神湯（藥方索引20）食用，取淮山、芡實、蓮子、茯苓來燉煮豬肚、豬腸或排骨，有保健脾胃良效，並固腎補肺、養心安神，改善消化吸收功能，調理營養不良的問題，更可以增強免疫力。如果老人年紀大咀嚼困難，可將四神湯材料以果汁機打成細粒，再來煮食，可以消化吸收得更完整。

白頭翁湯止肛痛

拉肚子拉到肛門灼熱疼痛，或是一拉就肛門灼痛，這是濕熱邪氣在作祟，若感覺急欲大便而無法順利排出，白頭翁湯（藥方索引27）可舒緩症狀，取白頭翁、秦皮、黃連、黃柏各一錢，加三碗水煮成一碗，溫熱漱口十幾下後嚥下，一方面先刺激口腔內的唾液腺增加分泌，有益消化，同時促進免疫力提升。因能增生唾液，對口渴不斷飲水之現象隨即見效。

養生導引按蹻

便秘下痢可揉按八髎會陽，腸通無便一身輕。

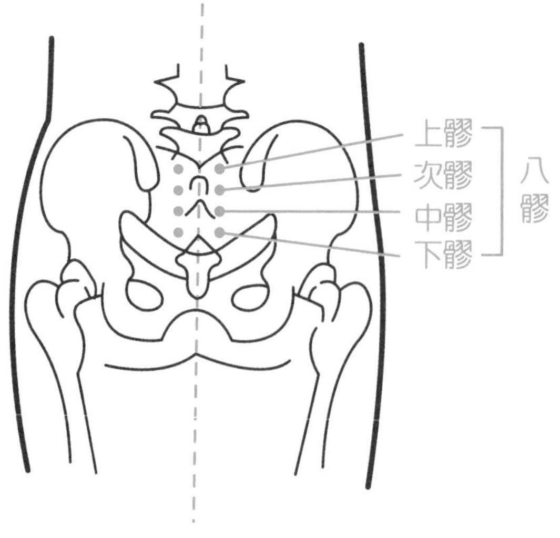

圖 6-1 按臀部八髎穴區，改善骶部神經叢傳導，維護腹腔內器官健康，防治便秘與下痢。

一、雙手握拳，兩拳尖頂按同側八髎穴與會陽穴，依序從上髎穴（第一骶椎旁〇・五寸）、次髎穴（第二骶椎旁〇・五寸）、中髎穴（第三骶椎旁〇・五寸）、下髎穴（第四骶椎旁〇・五寸）、會陽穴（尾骶骨尖旁〇・五寸），緩緩調息，每穴漸漸用力調息十回為一程，共十遍。

二、便秘者從上髎穴往下按到會陽穴；下痢者從會陽穴逆向往上按到上髎穴。

養生效果

持續操作，改善骶部神經叢傳導功能，促進下腸間靜脈循環，維護腹腔內臟器健康。睡前及清晨醒來，在床上操作一～三次。情況越嚴重者，操作次數加多，越能見到效果。

食慾不振

＊智慧語：食慾不振脾胃虛，飢不欲食要當心。

食慾不振

食慾是一種誘引本能性慾求的攝食行為，也是人類特有的一種複雜的進食活動，反映個人對食物的生理需求或心理需求。食慾不振是食慾減弱或缺乏的狀態，持續食慾不振會引起營養攝取障礙，造成健康損害與體能低下；食慾不振通常不單只有負責消化吸收的消化器官有疾病，多併見各種臟器病態，以及胸痛、腹痛、發燒、動悸、氣喘等症狀。

食慾不振以外的臟器關聯症狀才是病本，改善全身狀態及治療根本病因，才是調治食慾不振的上策。至於精神抑鬱等心理因素引發的食慾不振，要從改善環境、家族、職場、人際等等的不良關係著手。

食慾控制中樞

食慾的控制是透過腦神經的幾個食慾關聯中樞在執行，如間腦下視丘部內的腹內側飽腹中樞，及腦幹的局部（延髓有食慾關聯神經，特別是延髓迷走神經的弧束核）。食慾控制需要消化道荷爾蒙來影響食慾、抑制亢進，下視丘的荷爾蒙也一起參與作業，不論食慾不振的現象如何，一定要先辯證清楚，確定不是消化器疾病，如消化器官惡性腫瘤、發炎、腸道狹窄、機能不全、運動低下等因素，或是消化器疾病以外的其他疾病因素，而造成的食慾低下。一定要鑑別出這些疾病所在，始能對症施以治療。

食慾不振的病理原因

感染症及自體免疫疾病等，以及腫瘤病患都會出現食慾不振之現象。腦腫瘤、腦出血、腦炎、腦膜炎、頭部外傷等中樞神經障礙；腦下垂體機能低下及甲狀腺機能低下症；副腎皮質機能低下、愛迪生病等內分泌代謝疾病；心臟衰竭、腎臟衰竭、貧血及白血病等血液疾病；抗癌藥及治療帕金森症藥物、退燒藥、骨質疏鬆治療藥等等，也都會造成食慾不振。憂鬱症、不安神經症、失眠症等精神原因，甚至神經性的攝食障礙，都會造成食慾不振或低下。

食慾不振的原因以消化器疾病為多，但上述的各種情況也不容忽略；家族互動、職場狀況、人際關係、生活上的變化，及心理壓力等因素，也是日常生活中常見的誘因。綜上所論，我們可以深入淺出地歸納出平時會使人胃口改變，引起食慾不振的原因：

一、心理因素：心情不好、情緒低落、遇到傷心事而吃不下飯，幾乎是每個人都有的經驗，通常情緒恢復正常，胃口也就恢復了。但有一部分人如遭逢家庭變故、親人生離死別等傷心事，情緒很難在短時間平復，其攝食障礙的情形也會隨之延伸。

二、病菌感染：最常見的例子是感冒，不論傷風感冒還是流感，病毒入侵人體，常併見的症狀就是食慾不佳、倦怠、四肢乏力，甚至噁心、嘔吐、腹瀉，當症狀痊癒，食慾也會恢復。

三、腸胃炎或阻塞：急性腸胃發炎會使人食慾低下，即使吃了也會嘔吐出來。有些藥物吃了會引發胃潰瘍或引起胃出血，還有如腸胃阻塞，也會造成胃口不佳。

四、癌症及腫瘤：胃癌患者胃口變差，不想進食；腹部腫瘤如壓迫到胃，也會使胃口減低；腦部腫瘤會使腦壓升高，令人頭痛、噁心、嘔吐、沒有胃口。多種癌症末期患者，如肝癌、大腸癌也易沒有食慾。

五、厭食症：這是一種進食障礙類的精神疾病，患者拒絕飲食，甚至噁心、嘔吐，結果導致營養不良而影響健康，人也會暴瘦，甚至死亡。

六、懷孕：懷孕初期害喜，噁心、嘔吐、食慾減低是常見的現象，通常孕期三個月以後會大致恢復正常；如果情況未改善，未能攝取足夠營養，將導致胎兒發育不良，應及時覓醫調理。

七、器官機能失調：罹患重症導致心臟衰竭、呼吸衰竭、尿毒症或肝衰竭時，也會造成攝食障礙。

食慾不振常見症狀

消化器官疾病會令人食慾不振，可能伴有腹痛、吐血、下血、下痢、便秘、體重減少；食慾不振而併見心悸、氣喘的狀況可能是心臟病。另外，食慾差併見咳嗽及痰積出現，就要考慮是呼吸器疾病；頭痛是腦血管性障礙及腦腫瘤等症狀；口渴及多尿的食慾不振，應該是糖尿病症狀。同時有幻覺及幻聽之症狀是統合失調症；吃不下，又無氣力感及不安感是憂鬱症、不安神經症等精神科方面的疾病。

食慾不振的患者伴見腹部壓痛、腹部脹滿、肝脾腫、腹水等消化器官及肝硬變等消化器官的症狀為多。心臟擴大、心臟雜音、胸水、淋巴結腫脹是血液疾病及惡性腫瘤的症狀，浮腫則可能是甲狀腺腫大、甲狀腺機能低下、心臟病、肝臟病或腎臟病。

神經性食飲不振症

神經性厭食症及神經性貪食症，是同一種慢性進食障礙的兩種不同臨床表現，是飲食行動高度障礙的特徵，神經性食飲不振症（厭食症）是攝取熱量受限，明顯地出現不適切的低體重，反之，神經性過食症則是反覆性的過食，持續地自己誘發性嘔吐（引吐）為代表的異常代償行動。

神經性食飲不振症發病的患者，多有著強迫症的強烈完美主義傾向，通常是單純地從節食開始，以青春期及年輕女性為多；但在體重減少的過程中，反會相對地恐懼於體重增加，因而嚴格限制進食，這種行動及心理是醫學上很明顯的異常現象。神經性食飲不振如果出現攝食障礙，很可能成為第I型糖尿病患者，這種狀況下血糖控制不良的話，發生合併症的機率很高。攝食障礙輕度者可在家治療，重度患者可能需要入院治療，由內科與神經科共同監督，確實檢查一天進食幾回。同時，治療的環境及家屬的積極參與也非常重要，可加速恢復效果。

調理厭食症

治療神經性厭食症，在精神層面有兩大重點：

一、體重增加時期，對患者要有強力的精神援助，讓患者確實瞭解接受體重增加的必要性，放棄激烈抵抗，以便實際進食來攝取熱量。

二、協助其構築良好的人際關係，建立自尊心，以達成課業及工作的適切目標。部分患者有自傷行為，如果強迫性障礙、自殺等傾向及行動障礙仍持續發展的話，入院治療，施以精神療法、藥物療法等的介入是非常必要的。

再度進食時，要注意避免合併症的發生。特別是治療開始初期，呈現嚴重營養障礙的患者，低磷酸血症、低鉀血症、循環動態不安定性的特徵——「再營養症候群」，有可能發生，需要特別注意。

食慾不振因應對策

從變化飲食搭配、烹調方式，及調整情緒等方面著手，可以誘發食慾，促使進食。

一、保持心情愉快：食慾不振者進餐時，應盡力保持愉快的心情及輕鬆的態度，一起進食者也一樣要輕鬆愉快，並設法讓進食周遭的環境氣氛顯得溫柔溫暖，如此可以促進食慾。

二、開胃菜與飲料：主菜前食用少許帶酸味的開胃菜或飲料，刺激口水分泌來引起食慾，如以醋調拌的小菜、泡菜、優格、檸檬汁、酸梅汁等；餐前或用餐中間，不要喝大量的湯湯水水或飲料。

三、飲食種類及餐具多元化：試用各種食材，搭配多種調味料，讓食物顯得多變化，有新鮮感，較能誘發食慾。同時選擇餐具，根據研究，紅色有刺激味蕾的作用，可選用紅色餐具，但還是要依個人喜好來安排。

四、烹調方式多改變：多變化烹調方式與型態，強化色、香、味的調配，並善用天然醬料，如優格、味噌醬、胡麻醬、醋拌醬、味霖、醬油等，來增添口味，強化口感，以引起食慾。

五、改變飲食方式：少量多餐，並少吃油膩的食物。兩餐之間可以補充單位營養高，且容易吞嚥、消化的輕食，像酪梨、香蕉、布丁、乳酪、雞肉、鮪魚、核果類等，酪梨、香蕉可加牛奶打汁，或與優格搭配食用。

六、要求食物內容：供應高熱量、高蛋白的食物，即使點心或飲料亦適合，如牛奶加蛋、南瓜湯加牛奶、玉米濃湯加牛奶，甚或咖哩加椰漿煮雞肉或豬肉、馬鈴薯等。同時要多吃富含維生素B群的食物，如糙米、豬肉、動物肝、蛋黃、豆類、麥片、牛奶、酵母、綠色蔬菜、水果等，可促進新陳代謝、增加生命活力、改善食慾不振。

七、補充含鋅含銅食物：含鋅食物可以增強對食物的味覺、嗅覺，銅則是用來平衡鋅的。含鋅的食物，如牡蠣（青蚵）、動物肝、花生、魚類、蛋類、奶類及奶製品、肉及水果等。含銅的食物有動物肝、豬肉、蛤貝類、魚類、蝦、堅果類等。

八、適度搭配運動：培養規律而定量的運動習慣，一週至少運動五天，能促進腸道蠕動，增加食慾，並有助於營養的吸收利用。但應避免激烈及費力的運動，以免過度勞累，反更沒食慾。若覺得疲勞，無需勉強進食，休息片刻，待精神好轉再進食。

養生導引按蹻

食慾不振：揉按大小膀中白，上通下達胃口開。步驟：

一、雙拳握緊，搓揉大腸俞（第四腰椎兩旁一．五寸～三寸之間），緩緩調息，同時漸漸用力，呼吸調息共十回為一程。

二、往下按小腸俞（第一骶椎兩旁一．五寸～三寸之間），呼吸頻率及方式相同。

三、再依序往下按膀胱俞（第二骶椎兩旁一．五寸～三寸之間）、中膂俞（第三骶椎兩旁一．五寸～

三寸之間）、白環俞（第五骶椎兩旁一・五寸～三寸之間），呼吸頻率及方式不變。

四、以上步驟重複操作五～十遍，可早晚都按，或加長壓按時間。

養生效果

在握拳壓按腰背部的同時，肩部的肌肉群及穴道群，也一併達到運動效果，可以促進流布於腰部、肩背部的大腸經脈、三焦經脈、小腸經脈、膽經脈的氣血循環，促進腹腔的下腸間靜脈、上腸間靜脈及骶部靜脈叢的回流及傳輸，大大改善消化及排泄，進而刺激食慾，改善食慾不振之現象。

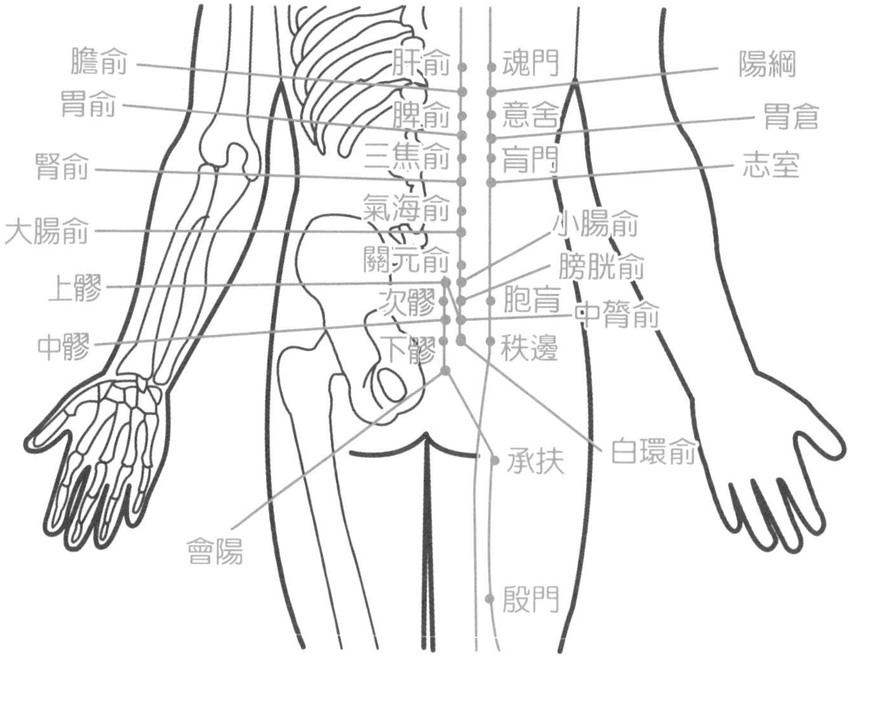

圖 7-1 按摩背部大腸俞、小腸俞、膀胱俞等穴區，促進腹腔之靜脈回流及相關神經叢傳導，改善消化，促進食慾。

吞嚥困難

＊智慧語：吞嚥困難食難入，心情不順氣難嚥。

嚥不下氣

人受委屈或被欺侮時，有種嚥不下氣的感覺，反應了心理的不服氣；而吞嚥困難是屬於病理層面。在此有個觀念要先釐清，人有時在吞嚥時覺得胸骨下疼痛，這是吞嚥疼痛，並非吞嚥困難；又，因上呼吸道感染，如感冒時扁桃腺發炎，喉嚨發炎，連吞口水都痛，這亦不屬吞嚥困難。也有如厭食症者，拒絕吃東西，但食物一旦進入食道則輸送正常，這是害怕進食也非吞嚥困難。

吞嚥三步驟

吞嚥動作可分成三個步驟，若三個步驟有障礙，皆會造成吞嚥困難。

第一步驟：口腔磨碎的食物往咽喉送（口腔相）；

第二步驟：食物經過咽喉進入食道（喉咽相）；

第三步驟：食道的輸送（食道相）。

吞嚥困難是在食物輸送過程中真正遇到阻礙，吞嚥困難依部位分類有兩種，一種是食道的，出現在胸部或頸部，因食飲之物被卡在食道上；另一種是非食道的，出現在口腔咽頭部，食飲不當往鼻腔逆流，誤嚥、牽連耳鼻咽喉關聯之症狀。

吞嚥困難原因

吞嚥困難形成的原因，依照構造的異常，有運動性障礙及機械性障礙兩種。

一、運動性吞嚥困難：支配吞嚥步驟所涵蓋的肌肉群或神經發生問題，使得吞嚥肌肉輸送或蠕動不全、神經調配失調，而無法正常吞嚥進食，常見的如中風後吞嚥困難，需要借助鼻胃管進食，又如帕金森氏病、瀰漫性食道痙攣、食道馳緩症、食道硬化症等。下部食道括約肌機能正常，而出現不規則的食道運動，就可能是瀰漫性食道痙攣，食道本體的機能受限，下部食道括約肌明顯欠缺蠕動，這種非特異性又明顯的機能低下，在硬皮症（鞏皮症）患者身上常常可見；人在過度緊張及情緒失控情況下，也會出現短暫的類似情形。

二、機械性吞嚥困難：較常見的食道腔狹小，其原因如食道良性或惡性腫瘤，或是因食道炎潰瘍結痂而縮小了食道的直徑、胃於賁門部癌變而影響食道，或誤食如硫酸或鹽酸等腐蝕性物質，經治療及長時間後纖維化之狹窄，都會造成機械性吞嚥困難。另也有吞入的食物太大哽住食道的，但臨床病例不多。

吞嚥與食道

吞嚥必須經過食道，成人食道大約長十八~二十六公分。從咽喉食道部結合到胸骨上切痕為止是頸部食道，在此部位有兩大要穴，一是在舌骨下緣的廉泉穴與在兩鎖骨交接點上的天突穴；廉泉穴是吞嚥活動的第一要穴，活絡喉頭與食道的吞嚥動作，天突是發出聲音的第一要穴，活絡咽喉與聲帶的活動。

胸骨上切痕到橫膈膜食道裂孔為止，是胸部食道。食道擴張時的內經，前後方向約二公分，左右方向約三公分，當食道腔未滿一・三公分的時候，食團吞下就會出若現吞嚥障礙。

食道性吞嚥困難是屬於器質上，即結構上的疾病，與咽頭異常感的非器質性疾病大不同；通常，吞嚥困難現象如果只發生在飛門到吸門之間（即頸部食道部分），可能是耳鼻咽喉方面，或口腔唾液及扁桃腺出了問題，併見吞嚥困難，所以非「食道」方面的疾病。

相對地，吞嚥困難的疼痛不在口腔與咽頭（吸門），反而出現在吸門至賁門之間（即胸部食道部分），嚥下時胸部或背部會不舒服，甚至疼痛，因為食道腔可能已經開始有病變，日久恐產生胃食道逆流，嚴重者罹患食道癌的機會相對較高。

吞嚥疼痛

頭頸部癌變的患者，之前可能會偶爾有吞嚥困難的情形，食道癌的患者更可能會在早期出現此困難狀況；任何人都有開始嚴重感冒時，吞嚥口水不舒服的經驗；生氣、大怒時，在呼吸不順狀況之下，也會口乾舌燥，這則屬吞嚥疼痛，而非病理性的吞嚥困難。

舒緩吞嚥疼痛

口乾舌燥，日久必然會吞嚥不順暢。可自我檢測，吞口水很順暢，就不可能口乾舌燥；同樣地，吸氣順暢，也不可能呼氣不通暢。反之，常口乾或舌燥，吐舌舔舌者，是心火大，心火大易急躁不安，惡性循環結果，反要吃喝刺激性的東西，才會讓口舌稍感舒服。這是不正確的飲食觀念，可嘗試服飲薑夏苓茶來紓解口舌之不適症狀。取生薑二錢、茯苓三錢、薑半夏一錢，加三碗水煮成一碗，當茶溫熱漱口十下再吞下。覺得口乾舌燥就喝一、二口來潤燥。如果一直想喝冰涼飲品或燙口熱湯，則加黃連一錢，黃芩二錢來煮茶服飲。

漢朝醫聖張仲景的小陷胸湯（藥方索引13），十分適合用以調理保護喉道，取黃連、半夏、栝蔞實各〇．五錢，加一碗水煮成半碗水，餐飯後漱口十下再嚥下，可刺激口腔唾液腺分泌，激活相關免疫功能，可以紓緩受傷的食道，改善吞嚥疼痛。

另可選用個人嗜好的精油，沿著胸骨由下往上輕巧地按中庭穴、膻中穴、玉堂穴、紫宮穴、璇璣穴等五穴，這五個穴位依序在第五、四、三、二、一肋骨之間。按摩可養護胸部食道部位的健康，緩和吞嚥疼痛症狀，同時亦能安撫心神不寧、調理心血不足之狀況。

消化七門

咽頭是「嗌」之頭，就是食道之口，嘴唇為飛門，牙齒為戶門，會厭為吸門；龍會噴火，人也會噴穢氣，當體內失調，產生腥穢之氣，必從賁門、吸門、戶門而飛門，一路吐出口臭味。

中國古神醫扁鵲將消化器官分為七門，門戶開放或鎖閉皆有其序，食道入胃之後，不能好好地消化，進而吸收、排泄，就會逆向而走，最常見的是胃食道逆流，不是酗酒一族，就是緊張焦慮一族，肝病、癌症上身的機會加大。

飛門、戶門、吸門、賁門四門不通暢，當然吞嚥也不通暢，即使沒有胃食道逆流病狀，也會出現口臭或口苦，日久多病化成消渴症狀——水喝多、小便多、吃得多，只要「三多」一上身，離糖尿病就不遠了。即時修正生活習慣，否則一患上糖尿病，這種慢性富貴病，可以糾纏終身，影響健康，大大降低生活品質。

糖尿病初期，血糖值時而正常時而高，取乾薑、半夏、茯苓，加黃連、黃芩煮茶喝飲，效果不錯；生活忙碌、作息習慣無法全然修正，就要再加黨參、大棗、甘草，所有藥材各取一錢，每天煮服一～三帖，可以消火氣、安心神，削減口臭味，同時促進肝、膽、十二指腸與胰臟之間的生理機轉。亦可以購買科學中藥半夏瀉心湯（藥方索引52），每餐飯後服用二～四公克，吃喝量少者約服用二公克，吃喝量相對多者服用四公克。

咽頭出現異常感覺，是「吸門」的問題，可能是食道，也可能是氣管，一般情況下不易分辨清楚；可自我作簡單測試。早上醒來，刷牙前，吞口水不順暢就是食道問題，因為咽頭異常感屬於結構上異常的病例並不多，精神情緒因素，及胃液食道逆流才是常見原因。

七氣湯

古人稱嚥不下、吐不出，在喉中的異樣感為「炙臠」，其形容好似有一塊薄肉片卡在頸部食道區。事實上，古人認為是「七情不舒」所致，處方七氣湯，取薑半夏、茯苓、生薑、厚朴、紫蘇葉、紅棗各一錢，來煮茶喝飲，可順氣紓緩喉道症狀。現代科學中藥有七氣湯（藥方索引3），也有半夏厚朴湯，兩配方組成相同，效果一樣。中藥的消炎、止痛、安眠效果絕對不如西藥快速，然相較之下，也較無副作用及後遺症。

長期過勞造成喉中有異樣，好似有吞不下吐不出的痰或異物，此為典型的七情不舒症狀，即是七氣湯或半夏厚朴湯（藥方索引21）最適症；最重要的是要改善生活習慣，不能再忙碌不堪，要安排休閒度假，若已經出現慢性生活習慣病，則要以半夏瀉心湯為主，依症之需要再佐以養補中益氣湯。臨床上，有些老年人只要喉嚨不舒服，或有點咳嗽就認為是感冒。服用感冒成藥，想必是無效的，因為這絕大多數是以往過勞的累積，當年齡漸大，組織器官老化，此症狀即會一一出現。

每個人都或多或少有吞嚥困難的經驗，通常會認為是食道不舒服或要感冒了，才會咽喉不順暢；然而再進一步仔細推敲，如果嚥下疼痛伴見落枕，或落枕之後伴見嚥下困難，這不只是神經放射區的疼痛而已，多是腦部（包括腦幹或小腦或大腦）有些小狀況，才會造成器官性的疼痛。

活化腦神經

吸門到賁門之間，最重要的穴道是廉泉穴，以導引按蹻活化廉泉穴，是古代養生家一再強調的，宋朝蘇東坡、漢朝張良、晉朝陶侃、陶淵明，甚至勾踐臥薪嘗膽，都在激活廉泉穴、天突穴、膻中穴、鳩尾穴等。蛇、犬吐舌頭，就在運動舌頭、舌骨，以激活腦神經。主要從第五對腦神經三叉神經到第十二對腦神經舌下神經，其影響範圍含括橋腦與延腦、生命中樞、網狀體賦活系統等部分；熊搖頭晃腦的動作，也是在強化腦與肝臟心臟的功能。可多做以下動作，幫助活化腦神經。

一、學蛇吐信：俯趴在床上，兩手自然平放在身體兩側，慢慢抬頸仰頭到個人可抬的最高角度，同時極力張大口，再吐舌至個人極限，持續計數九下後，舌頭收回，閉口咬緊牙關吞口水。晨醒來及睡前各依法操作九次。養益頸項的相關肌肉群與脈管循環，改善吞嚥困難及胃食道逆流，減少罹患食道癌、胃癌的機率。

二、學熊轉頸：選擇空氣流通的空間，抬頭挺胸、姿勢端正坐好，頭先向左轉，頭端正不垂，眼神看向左後方，丹田呼吸九回，同樣維持身子端正，頭再轉顧向右，一樣操作九遍，如此左右一回為一個療程，可操三至五程。

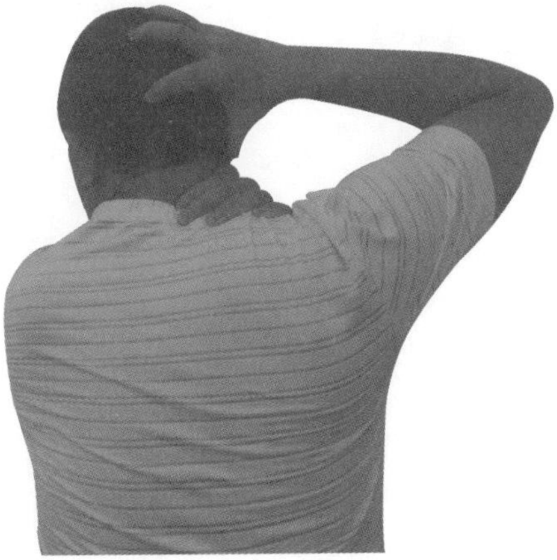

圖 8-1 扳按頸後及腦後，活絡頸項的靈活度，促進全身氣血循環，防治吞嚥困難。

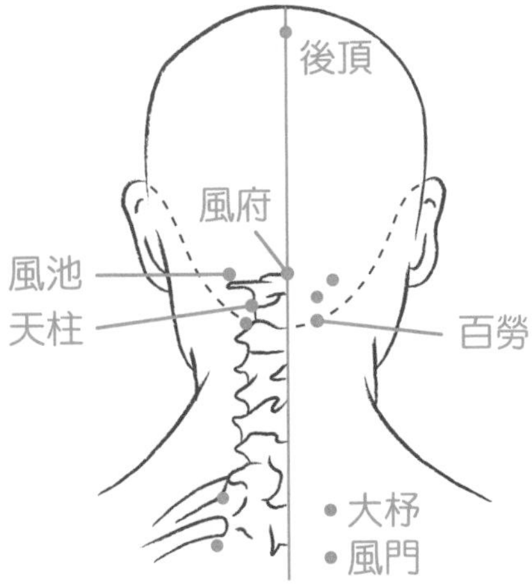

圖 8-2 扳按頸後及腦後諸穴，保健腦部組織，防止發生吞嚥障礙，並促進腦頸間之循環。

三餐後各操作一次，操作速度不急促、呼吸順暢勻和。有助活化行經流布於頸項的六條陽經脈與任督二脈的氣血循環及新陳代謝，補益元氣，遠離吞嚥障礙問題。

養生導引按蹻

吞嚥困難：扳大杼按天柱，順暢頸項易吞嚥。步驟如下：

一、基本動作是先以左手按住右肩的大杼穴區（斜方肌、提肩胛肌），用右手大拇指壓住右天柱穴區（頭後大小直肌、頭後上下斜肌）固定不動。

二、左手使盡力道抓緊右肩大杼向前扳動，右手大拇指用力按入右天柱穴，緩緩調息，漸漸用力，呼吸調息共十回為一程。

三、換另一手扳動及壓按另一側，以相同的呼吸頻率及力道進行。

四、每天晨起及睡前各操作一次，至少十回，可依個人體況增加，兩側的次數要一致。

養生效果

扳按大杼及天柱動作，可激活舌骨肌肉群、舌咽神經、舌下神經、迷走神經及枕骨大孔的基底靜脈叢和頸內靜脈等，活絡頸項靈活度，保健腦部神經組織，促進全身氣血循環，防制吞嚥障礙發生，並安神，紓解抑鬱寡歡、悶悶不樂。

口腔疾病

*智慧語：口腔病源非常多，小病大病口先臭。

口腔環境

內科醫師常常比牙醫師、耳鼻喉科醫師更早發現病人口腔、耳鼻咽喉的問題；病人自己也常常不經意感覺到眼睛、口腔、耳鼻咽喉有狀況，比軀體內的臟器病變更容易、更快知道。口腔軟部組織、牙齒、咽喉的口腔環境，常常與軀體的臟器息息相關，口腔發出的氣息味道，常是第一個警示燈。

人類的消化關卡有七門，飛門（唇）、戶門（齒）、吸門（咽喉）、賁門（食道、胃之間）、幽門（胃、小腸之間）、闌門（小腸、大腸之間）、魄門（大腸之末），它們是整體消化器官的始末。

雙唇是顏面上的一部分，是言語、食飲的門禁，也是協助呼吸的出入口，周圍有口輪匝肌將雙唇圍繞。

雙唇周圍有第七對腦神經——顏面神經分布，它控制著提上唇鼻翼肌、提嘴角肌、鼻棘肌、顴小肌、顴大肌、頰肌、降下唇肌、頦肌等肌群的活動作業，其動作主範圍為嘴周圍鄰近。

再者，第五對腦神經——三叉神經控制著咬肌、翼內肌、翼外肌；第九對腦神經——舌咽神經、第十對腦神經——迷走神經、第十二對腦神經——舌下神經等控制的舌骨肌群等，則以外圍及深層的肌肉作業為主。

所以，雙唇的色澤、質地、厚薄、大小也都與前揭各組神經，及該神經所主掌的功能互相呼應、表裡牽連。

舌肌部位

《內經．五閱五使篇》言及：「舌主心，心病則舌卷短顴赤。」《內經．經脈篇》亦言：「脾經脈上膈挾咽連舌本，散舌下……。」「腎經脈循喉嚨連舌本……。」「肝經脈循喉嚨之後上頏顙連目系……支者從目系下頰裏環唇內……。」依人體經脈行循分布的狀況，可以理解，舌頭的肌肉結構與脾經脈、腎經脈關係相當密切。

脾臟與造血功能相關。在胎兒期它是主要的造血器官，人成長後脾臟也還是很重要的血液儲存器官，特別是血液細胞，當遇到急性失血等緊急狀況時，脾臟會收縮，把血液細胞釋放到循環的血液中供人體使用。脾的主要生理功能是運化、統攝血液，而脾開竅於口，口唇的色澤可以反映脾氣功能的盛衰；脾氣健旺，氣血充足，則口唇紅潤光澤；脾失健運，則氣血衰少，口唇淡白不澤。

腎臟與體液循環狀況密不可分，它是調節體液平衡最重要的器官，腎臟健康始能維持體內鈉、鉀、水分、酸鹼度、血壓、體液的恆定。

在人的情志層面，脾主意智，腎主精志，脾腎主意志；脾、腎與肝三經脈合之為足三陰經脈。脾經脈、腎經脈過肝經脈與督脈交會於大腦及腦下垂體等組織。足三陰經脈與舌頭、咽喉無論就生理功能上或醫療診治的機轉上，確實有密不可切割的關聯性。

蛀牙

齲齒，就是大家熟悉的蛀牙。蛀牙和感冒一樣都是日常中稀鬆常見的疾病，幾乎每個人都有蛀牙補牙的經驗。蛀牙好發於兒童期，也經常發生在年輕人身上。蛀牙引起牙痛，也是一種令人難忘的痛苦經驗，俗話說：「牙痛不是病，痛起來要人命！」其實，牙痛是病，是口腔中最常見的疾病之一，在蛀牙之初處理妥當，是有機會可以自行修復的。

蛀牙是牙體組織被齲蝕，逐漸毀壞崩解形成齲洞，是口腔的常見病和多發病。口腔中的細菌、食物殘渣、唾液形成牙菌斑，形成黏性的透明薄膜，黏附在牙齒表面。牙菌斑的細菌會把殘留在口腔中食物的糖分分解，產生酸素，這些酸能溶解牙釉質，口腔的臨界pH值低於五·五時，就有機會發生蛀牙。蛀了牙，牙疼，也會出現口臭。

初期的蛀牙是從琺瑯質開始被侵蝕，如果沒有治療，會侵蝕到牙體本質，再深入髓腔刺激神經組織，造成牙痛，情況惡化會引起牙神經發炎，疼痛加劇。牙神經發炎除了牙痛之外，發炎還會擴散，因而引起牙根尖的膿瘍或牙周發炎，甚至引發蜂窩性組織炎，不僅保不住牙，對生命也有威脅。

預防蛀牙有方法

維護牙齒健康，預防蛀牙，平常即要做好清潔口腔的工作。儘量減少攝取過多的糖分，餐後使用牙線剔淨牙縫食渣，並刷牙清除牙菌斑。使用良質牙刷，至少三個月要換新牙刷，且刷牙方法要正確，兒童可依牙醫指導適度塗氟保護牙質，還有，記得定期洗牙去牙垢，定期做口腔健康檢查。

牙周病

牙周病是常見的口腔疾病，是由黏附在牙齒表面的牙菌膜所引起的。口腔衛生處理不當，牙菌膜長期積聚在牙齦邊緣，牙齦邊緣會出現發炎症狀，造成輕度牙周病，即牙齦炎。因為牙菌膜裏的細菌會分泌毒素，如果身體抵抗力下降，組織癒合能力欠佳，牙齒周圍如牙齦、牙周膜和牙槽骨等組織遭受破壞，情況惡化，就會形成嚴重牙周病。

由於牙周病菌的蛀蝕，牙齒會掉落，特別是高齡層患者；所以，定期清除牙垢是口腔衛生管理的保健工作，放置不管就會成為慢性發炎狀態，這種慢性發炎也是冠狀動脈疾病及腦中風的原因之一，醫學調查發現牙周組織的慢性發炎與粥腫狀形成有相當關聯性。

大體上，全身的血液循環是從心臟流出，再回心臟，過程之中，所有的組織器官都會參與作業。人過度勞累時，牙齦浮腫即使沒有牙周病，腦部所有血液及神經循環必然受影響，在此之際，虛者補之，如腎氣丸（藥方索引54）、補中益氣湯（藥方索引64）等，實者瀉之，如小柴胡湯（藥方索引12）、加味消遙散（藥方索引61）、黃連解毒湯（藥方索引57）等，依症下藥，都能改善口腔症狀，否則放任不理，不但加重口腔病情，同時一開口即會飄出陣陣口臭味，在社交場合這是十分尷尬的。

急性牙周病

比起慢性牙周病，急性牙周病並不多見。當牙周病者受到壓力刺激，或過勞、抽菸、酗酒等危險因子，至抵抗力降低，細菌已經蝕蛀到深髓部位時，就有可能快速破壞牙周組織，造成急性牙周病。在勞累忙碌的累積下，很多人可能認為牙齦出現紅腫或是刷牙時流血，是上火、火氣大時才會有的現象，反倒忽略是牙周病發的徵兆。

總之，生活習慣不良，日久會慢慢營養不良，當重度營養不良時，口腔組織就有可能出現各種疾病，有些人因為畏懼牙科治療及擔心費用，延誤了治療機會。自我的健康管理，不只是口腔衛生，飲食起居作息都要注意，大部分蛀牙及牙周病患者都伴有口腔乾燥、口臭，甚至鼻子常常塞住的現象，尤其是睡覺的時候。不論是陰虛或是副交感神經功能失調，可以增加營養攝取，以及提高活動（運動）量，特別是抽菸、酗酒的人，若加上有糖尿病等新陳代謝疾病，蛀牙及牙周病的罹患率特別高，更當注重口腔衛生管理。

口腔黏膜疾病

口腔黏膜病變，通常是在日常生活中已有不適的感覺下漸漸形成，口腔咽頭的小疱，如果不嚴重通常能自然痊癒，多因一時的過勞或飲食不當所致；如果經常出現，或不容易痊癒，就該注意口腔散發出什麼味道？口腔黏膜病變常併見有口臭或口乾現象。人體十二經脈之中，口乾是大腸經脈

（目黃、口乾、流鼻血、喉痹）與腎經脈（口熱、舌乾、咽腫、上氣、嗌乾及痛）病變的主要病症之一，肺經脈是喘渴，膽經脈是口苦，心經脈是嗌乾渴而欲飲，小腸經脈是嗌乾及痛，三焦經脈是嗌腫喉痹，肝經脈則是嗌乾而虛脫色，嗌就是會厭。

一、口臭：別人聞到的機會為多，除非狀況很嚴重，否則自己是很少聞得到的。人體十二經脈聯絡著肢體與臟腑，其中八條經脈出現問題就會顯示在口腔上，這之中有五條經脈之病狀會反應在吞嚥方面，即吸門（七門）的會厭——「嗌」。腭舌肌負責講話與吞嚥的分解動作，腭舌肌屬於腭（軟口蓋）的五塊肌肉群（提腭帆肌、張腭帆肌、懸壅垂肌、腭舌肌、腭咽肌），舉頭望明月、仰天長嘯，在吞（口水）與吐（氣）之間，就靠它們團隊之力，其間要屬肝經脈的病象最具體：嗌乾面塵脫色。

而肝經脈是從腳大拇趾起行，可見全身的病狀影響都可能駐留在口腔的相關部位上。以經脈而論，無論是否起自於手腳遠端，因行經口腔或周圍，還是易牽連至相關組織結構，受其病傳機制之影響。依此類推，其他十一條經脈也會發生相同現象。

二、口苦：傍晚之後口苦，可能是虛火，屬於虛血性的肝腎之火，這類型的口苦，都是若有若無，且多伴見疲倦感，嚴重者甚至有全身沒電之感，適合腎氣丸（藥方索引54）、真武湯（藥方索引43）或補中益氣湯（藥方索引64）。除了吃藥外，充分休息與營養調理更加重要。若是實火，會鬱血性的肝膽火旺，多伴見脾氣大、易怒，嗜飲冰冷寒涼之物，最佳藥飲為是加味消遙散（藥方索引61）。臨症上，很多口腔症候，如口苦、口乾、口臭等都是時有時無、若有若無。

同時出現排便不暢時，可用涼膈散（藥方索引46）；咽喉經常不舒服，用清咽太平丸（藥方索引48）。這些藥處方，可採用科學中藥，於清晨時服用。

如果口腔症狀在中午時分特別多或特別明顯，宜服用清心蓮子飲（藥方索引47）或養心湯（藥方索引63）、易簡地黃飲子（藥方索引32）、黃耆湯（藥方索引55）。換成是在傍晚時分，則適合服用八正散（藥方索引7）、五苓散（藥方索引15）。

易筋經養護口腔

內舌肌與心經脈、咽頭（咽喉、氣管），外舌肌與肝經脈、脾經脈、腎經脈和喉嚨（食道），其間相互牽連影響。透過易筋經第三式、第八式、第十一式，可以保健口腔組織，防治口腔疾病。

一、第三式動作要領：「咬緊牙關將腭抵，鼻能調息覺心安。」（歌訣：掌托天門目上觀，腳尖著地立身端，力周腿脇渾如植，咬緊牙關不放寬，舌可生津將腭抵，鼻能調息覺心安，兩手緩緩收回處，用力還將挾重看。）

二、第八式動作要領：「上腭堅撐舌，瞪睛兼開口。」（歌訣：上腭堅撐舌，張眸意注牙，腳開蹲似踞，手按猛如拏，兩掌齊翻起，千斤重有加，瞪睛兼開口，起立腳無斜。）

三、第十一式動作要領：「口更齧牙關，舌尖還抵腭。」（歌訣：兩手齊持腦，垂腰至膝間，頭惟探胯下，口更齧牙關，掩耳教聰塞，調元氣自閒，舌尖還抵腭，力在肘雙彎。）

三式中，有兩式著重咬緊牙關，三式皆要求舌抵腭，腭有硬腭、軟腭；硬腭有骨骼，軟顎沒有骨骼，有提腭帆肌、張腭帆肌、懸雍垂肌、腭咽肌、腭舌肌等五塊肌肉，此三式除了強健咀嚼肌群與舌骨肌群外，動作越確實，時間越長，越使下頷下腺分泌增生，對口腔內食物消化、食糰吞嚥與牙垢清潔、蛀蝕的酸性物質確實有滌除功效。尤其是口腔的唾腺、下頷下腺、舌下腺等都隨之增生，長期持恆操練易筋經，一段時間即可自覺一小塊一小塊牙垢剝落下來，這是實際執行著的親身見證。

還有另一層重要的作用，刺激這五塊肌肉，對耳咽管、鼻棘及咽喉都有助益，當然要天天操作，三式全部是十趾與腳底非常用力，刺激整體脊椎骨，及與其相繫的相關組織，進而對全身性保健可起一定之效果。

老年人運動少，吃飯時口水少，打瞌睡時就流口水，這樣的困擾是因為吞嚥機制不活絡。人吞嚥的時候，耳咽管會張開，正常人一天六百次吞嚥，飲食部分才二五〇下，睡覺五十下，其他三百下，操練易筋經，就在強化增加三百下的功能，老弱之人持恆操作，一定會改善口乾舌燥。

養生調理

早晚洗臉的時候，不論是用手或藉助毛巾，先搓揉後項（枕骨與頸骨區域）斜方肌、頭後大小直肌、頭後上下斜肌，冬天用熱毛巾，夏天常溫即可。先用右手搓揉十下、二十下，再換左手依法操作。

接著，再搓耳朵下面及頸子前面，特別是耳下的胸鎖乳突肌、莖突舌骨肌、二腹肌、莖突肌等，因為後項的腦戶、風府、啞門、玉枕、天柱、腦空、風府穴群，可以激活上矢狀靜脈及枕骨靜脈的循環，前頸的天牖、天容、完骨、天窗、天鼎、氣舍、缺盆、巨骨可以助益頸內靜脈的循環，小則提神醒腦，養顏美容，大則減少罹患腦心血管疾病機會。

確實做到以上完整的頸項搓按揉，可提升循環代謝效率，達到高成數的保健效果，尤其是口乾舌燥、口苦咽乾、口腔症候多的人，不論是嘴破、口臭、口腔小疱疹，晚上睡前操作可改善睡眠品質。做完頸項搓擦揉之後，再用毛巾好好地搓擦揉臉部的肌肉群，特別是頰肌與顳肌、咬肌等，順便進行臉部五官七竅及其周圍組織的保養，早晚都做，精神也會大振。

養生導引按蹻

口腔疾病：按合谷開地倉，口氣多芬芳。步驟如下：

一、以右手大拇指掐按左合谷穴，眼睛閉緊、嘴巴張開至極限，令左右地倉穴吃力，大口呼氣，緩緩調息，呼吸調息共十回為一程。

二、換以左手大拇指掐按右合谷穴，同樣的動作和呼吸頻率。

三、重複步驟一、二的動作十遍，飯後操作，亦適合晨起及睡前操作。

養生效果

刺激口腔內神經傳導，促進唾液腺及其他相關消化腺增生，可使胃腸系統順暢運作，助益消化、排泄暢通，令口腔舒爽、除臭，身體氣味也隨之芬芳。

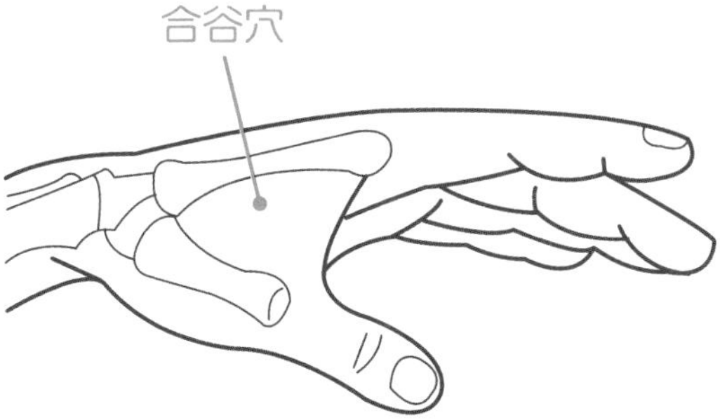

圖 9-1 壓按合谷穴刺激腸胃系統，幫助消化及排泄，使腸系順暢，能消除口臭及體味。

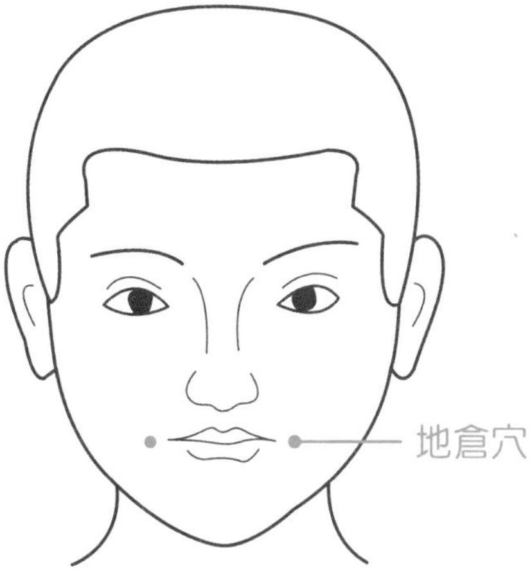

圖 9-2 按摩地倉穴刺激口腔內神經運作，促進消化腺分泌，能除口臭，使口氣清香。

打嗝與打鼾

*智慧語：打嗝不停原因多，打鼾不已病腦心。

認識打嗝

打嗝在醫學上稱為呃逆，由橫膈膜運動不規律所產生的陣發性和痙攣性收縮而引起。因為橫膈膜周圍的臟腑或呼吸中樞的神經系統受到刺激，致使橫膈膜、前斜角肌、肋間肌等呼吸肌群急劇不隨意收縮，肺部因而強制吸入空氣也急速收縮，當空氣快速向上衝，伴見聲門開大肌的抑制與聲門閉鎖肌的收縮，造成聲門閉鎖，出現特有伴見吸氣音的強烈呼吸運動，自然產生「呃」的聲音，這就是打嗝了。因打嗝很常見，幾乎每個人都有打嗝的經驗。

打嗝原因

造成打嗝的原因推測有很多，短暫性的打嗝，常常是由於吃太快、吃太多、或吃溫度太高如剛起鍋的油炸物，以及溫度太低、太乾和太硬的食物，像吃蛋黃、喝碳酸飲料或酒精氣泡性飲料就很容易打嗝，因造成胃部急速膨脹，或胃部溫度急速變化所致。以及邊吃東西的同時，邊嘻笑、講話，用嘴吸進很多空氣，也很容易引起打嗝；壓力太大也是原因之一。這都屬於正常生理現象，通常這些暫時性的打嗝，經過一段時間會自然停止。

如果持續打嗝打不停，時間超過三天，有可能是身體潛藏有其他嚴重疾病所發出的警訊，也許是刺激到中樞神經如腦炎、腦出血，或者是橫膈膜周圍臟器病變，如食道發炎、胃發炎等，也可能肝臟出了問題！臨床上，肝癌、肝腫瘤患者，會伴見有打嗝症狀；所以當打嗝持續不斷，超過了四十八小時，切忌自行服用止嗝藥物，應盡速就醫，確實做身體檢查，以瞭解病因。

中醫診斷打嗝

整體消化道，從口送入食物，經食道達胃，再到小腸、大腸，消化後之廢物即從肛門排出體外，整體運作流程，正常情況下都是一路往下，胃氣當然也不例外；所以，順暢的胃氣是向下降，如果胃氣不和，不降反上逆動膈，就會引發呃逆，造成打嗝。

換個角度來看為什麼會打嗝？當胃腸功能不健全，消化吸收失調，末梢神經的循環受影響後，本該運行到手腳的氣逆轉衝向上半身，造成自律神經失調，而頻見打嗝；因此，容易打嗝的人除了腸胃經常不適之外，手腳也較容易冰冷，尤其在冬天、或是長時間待在冷氣房者。

胃氣失和

中醫學認為，引起胃氣失和的原因，主要是飲食失調、情志不和，以及正氣虛損。治療方針以調和胃氣為治本大法，處以消食去滯、疏肝解鬱、補益正氣的藥物。

例如過度食用生冷飲料、辛熱煎炸食品，或濫用健康食品以及溫補之劑，造成胃氣積滯，消化代謝不順暢。所以當先消化胃腸積滯，才能順暢胃氣不打嗝。

如情緒失控、暴躁惱怒、抑鬱憂思、悲戚傷痛等，均可能傷及胃氣，而且在此情志失調之情況下通常不是暴飲暴食，就是茶飯不思，造成對胃氣的二度傷害。必須先疏肝解鬱，並調節情緒，當身心輕鬆，體內諸氣才會順流。又如重病久病之後，或因疾病耗傷損及胃中氣，以致胃氣失和，造成呃逆。需補中益氣，理氣補虛，使胃中清氣得以順暢運轉。

誰容易打嗝？

臨床上可觀察到平常較容易打嗝的人，多為工作性質所造成，然也有不少是個性特質使然。情緒因素確實可影響腸胃功能，而衍生多種不適症狀。工作壓力大、課業考試壓力、生活緊張或有其他人情負擔，以及個性謹慎，容易緊張，自我要求高常給自己壓力的人，就比個性大剌剌，神經大條者，發生打嗝的比例高。如果發現自己最近比較容易打嗝，要審視是否有壓力存在？還是飲食失調？或遭遇什麼事件？如果持續不停，就得考慮是否有其他疾病。

紓解打嗝代表藥方

民間有無數種抑制打嗝的偏方，重點是要有效，而且不傷人。中醫藥在處方打嗝呃逆症狀，會使用整腸健胃的藥物為主，如丁香柿蒂湯（藥方索引2），取丁香、柿蒂各二錢、人參一錢、生薑三錢，加三碗水煮成一碗，分次熱服，有補氣溫中、降逆止呃良效，適合久病體虛、胃中虛寒所致之呃逆打嗝，並能紓緩嘔吐、腹脹、食慾不振。再者，此方對肝病變所引發的打嗝有一定的效果，能紓緩症狀，令患者舒服不少。

次外，也可ＤＩＹ橘皮湯，這是速成止嗝藥。取適量橘皮，及加倍的生薑，加水蓋過材料煮開，取汁熱飲，能溫胃去滯，通氣止呃，同時刺激循環，使手腳暖和起來，很適合充當冬天的茶飲，或是長時間待冷氣房者亦可以此代茶。橘皮只要將自家吃橘子剝下的皮洗淨，或柳橙皮、檸檬皮，都可取而代之。平時即可保留下來，放進冰箱乾燥，以備不時之需。

抑制打嗝小撇步

在此提供一些可以有效抑制打嗝的方法：

一、按內關穴：用手大拇指指腹掐按手腕內側上二橫指處的內關穴，先自我壓按左右兩手的內關穴，檢視比較哪一手較痛，就掐痛感強烈的那一手，止嗝效果會很不錯。內關穴屬於手厥陰心包經脈，對因心理因素、情緒管理不當所引發的打嗝尤其見效。

二、按少商穴：在手拇指外側，靠近指甲上緣角的位置。打嗝時，看兩手哪一手少商穴的痛感較強烈，用拇指指甲掐按它，痠痛感越強烈有效，壓至打嗝停止，約三十秒到一分鐘可見效。少商穴屬於肺經脈，對肺氣不暢，引起橫膈膜痙攣性收縮所引發之打嗝最見效果。

三、刺激鼻黏膜：以衛生紙捻細，深入鼻腔輕輕捻轉，當鼻黏膜受刺激，打個噴嚏，即可止嗝。

四、暫時停止呼吸：大大深吸一口氣到腹部，摒住呼吸憋長氣，暫時停止呼吸，然後呼出，反覆進行幾次即可止嗝。

五、喝水兼憋氣：一邊憋氣，同時連續喝水，可以阻斷空氣，讓橫膈膜的運動恢復正常，約喝數口即可使打嗝停止。

六、咽喉刺激法：以湯匙等鈍頭器皿碰觸舌根或咽喉，藉此刺激神經，通常有嘔吐感，打嗝就會停止，不需要真的吐出。避免用尖銳物如筷子、叉子、餐刀等，以防失手傷及喉嚨。

七、驚嚇法：有人出其不意從背後突然猛拍一下，一時受驚嚇即可止嗝。

八、拉舌頭：也常有人用拉舌頭的方式，刺激舌下相關肌群及神經，以抑制打不停的嗝；但切記，拉舌頭前請先洗淨手。

打鼾是大事

打鼾的人常不知道自己會打鼾，因為打鼾並不會困擾到自己，難過的是枕邊人或是室友。出外旅遊最怕遇到同房的人鼾聲大作，讓你徹夜難眠，第二天了無精神遊山玩水；夫妻大有人因一方會打鼾而分房睡，以維持彼此良好的睡眠品質。當然也有因忍受不了枕邊人的鼾聲而大吵不已，鬧至離婚收場。可見打鼾是件大事！

為何打鼾？

打鼾是睡沉、熟睡以及很累之餘，入睡後一種特徵性的呼吸狀態。從上呼吸道的解剖部位來看，打鼾是咽頭軟部組織及顎顏面型態等造成的上呼吸道狹窄，所牽涉的組織包括舌頭、軟顎、懸壅垂、扁桃腺柱以及咽壁。醒著的時候，呼吸同時會擴大收縮咽頭腔，來保持上呼吸道通暢；在睡眠時，全身肌肉會鬆弛，上呼吸道的肌肉也不例外，因此呼吸道的空間變得狹小，限制了氣體的流量與氣流的通暢，特別是仰臥姿勢，舌根、軟顎、懸壅垂等，因重力作用向後下降，使得咽頭腔更狹窄，因而導致鼾聲大作，吸氣時尤其明顯。

睡覺時呼吸不順暢，在輕微或偶發的情況下，還不至於影響健康；但若是嚴重到「睡覺時會停止呼吸」的程度，如雷鳴的打鼾聲和呼吸動作會嘎然停止，時間超過十秒以上，一夜反覆出現數次，就會讓人提心吊膽，擔心是否從此「一覺不醒」。

睡眠呼吸中止症

睡眠呼吸中止症是一種睡眠時呼吸停止的睡眠障礙，多發生於中年男性身上，男性的發病率是女性的二倍以上，老年人平均約有一成的發病率，比青、中壯年齡來的高。主要可區分為三類型：

一、阻塞性睡眠呼吸停止：喉嚨附近的軟組織鬆弛而造成上呼吸道狹窄，引致睡眠時呼吸暫停。罹患這一型的情形最普遍，約有九成患者是屬於此類型。上呼吸道結構異常者，如鼻中膈彎曲、鼻骨移位、鼻甲肥大、鼻息肉增生、懸壅垂過長、扁桃腺肥大、舌根肥大等，以及呼吸道肌肉過度鬆弛等都是常見的誘因。另外，肥胖、過敏、鼻塞、酗酒、吸菸及使用肌肉鬆弛劑、服用安眠藥、鎮定劑的人，相形之下，患上睡眠呼吸中止症的機會也較大。

二、中樞神經性睡眠呼吸停止：呼吸中樞神經曾因中風、創傷等損害而有障礙，不能正常傳達呼吸的指令，造成睡眠呼吸機能失調。或是中樞神經系統發生問題，呼吸訊息指令傳導異常，無法產生呼吸動作。純粹第二型的病狀相對罕見，大部分的患者都同時併見有前一型的症狀。

三、混合性睡眠呼吸停止：混合以上兩種原因所造成的睡眠障礙，例如同時患有阻塞性和中樞神經性睡眠呼吸停止的情形。

睡眠呼吸中止症狀

有多少人會打鼾並沒有標準答案，整體來說，打鼾的比例，男性比女性高出許多。患者在睡眠中嚴重打鼾，並因不能呼吸而導致睡眠呼吸中止，常於睡夢中醒來，醒後雖會回復正常呼吸，但已使睡眠片片段段。類似情況在一晚可以發生數十次到數百次不等，每次醒來的時間並不一定，由數秒到超過一分鐘都有可能，患者自身不易察覺。由於睡眠斷斷續續，患者無法享有優質睡眠，也無法獲得充分的休息，不管睡再久，起床時仍然感覺睡不飽，一早就感覺頭暈頭痛，白天容易打瞌睡、精神不濟、反應緩慢和體力變差，甚至開車時也會不自覺突然睡著，相當危險。也無法專心、記憶力減退、認知能力降低，同時脾氣容易失控，情緒起伏大、暴躁易怒，進而影響工作及日常生活品質。

治療睡眠呼吸中止

通常採取側臥睡姿，可有助於減少打鼾。阻塞性睡眠呼吸暫停症之治療，方法因人而異，臨床上必須根據患者健康狀況、睡眠呼吸暫停嚴重程度，及其他臨床檢查的結果，從運用簡單的裝置到動手術解決，都有人嘗試。以下介紹一些常見的治療法：

一、手術治療：以外科手術切除肥大的扁桃腺、鼻咽部增生的腺樣體、鼻息肉，以擴闊上呼吸管道；或以雷射療法移除部分的振動組織或凝縮下鼻甲體積，增加呼吸氣流的通暢；如果是口咽部軟顎較肥厚或鬆垂導致阻塞嚴重者，選擇「懸壅垂顎咽整形術」，將咽頭部脂肪及軟部組織切除，效果較好。

二、藥物治療：目前尚未有有效藥物可根治，但治療鼻敏感，可改善阻塞性睡眠呼吸暫停的病徵。

三、裝置呼吸器輔助氣：睡眠時裝置體外鼻腔擴張器，類似繃帶貼在鼻子外頭，可以輕輕地擴張鼻腔，打通呼吸道。或帶呼吸機，如連續式陽壓呼吸機。以氣壓衝開上呼吸管道，避免舌頭及軟顎塌陷。中樞神經性睡眠呼吸暫停，主要即使用呼吸機治療。

四、塑身減肥：肥胖也是發生阻塞性睡眠呼吸暫停症的原因之一。肥胖者的上呼吸道因脂肪及軟部組織較發達，容易因此造成上呼吸道狹小化。

五、其他方式：生活習慣上，酗酒必造成上呼吸道肌肉活動性低下，打鼾的人睡前不宜喝酒，也不宜吃安眠藥，打鼾嚴重的人，仰臥位會助長舌根部下沉而閉塞上呼吸道，所以應採取側臥位，有助改善打鼾與無呼吸症狀。

辨識鼾聲來對證

呼吸時，空氣通過上呼吸道狹窄部，不論是睡著還是清醒時，都一樣會保持順暢，才可得維持必要的換氣；但是，一旦氣管狹窄就無法確保正常換氣，生理反應就不得不努力呼吸來產生強的氣流。當氣流通過弛緩的喉頭軟部組織，產生震動不順暢的聲音，或是空氣通過狹窄氣管的狹窄音，就會容易出現打鼾。

有些人偶爾可在睡覺狀態下聽見自己的鼾聲，而打鼾的聲音，也是有個性的。因為部位不同，打鼾聲會不一樣，軟腭及喉頭蓋方面產生的震動型鼾聲較低音；扁桃體、舌根及聲帶方面則會出現稍高音的狹窄型鼾聲。所以，可以從打鼾聲音了解造成障礙的部位是軟腭、喉頭蓋、舌根還是扁桃體。

肝經脈「循喉嚨之後，上入頏顙連目系，上出額，與督脈會於巔。其支者，從目系下頰裏，環唇內。」產生鼾聲的部位是軟腭及喉頭蓋，顯示肝經脈循行不暢，多數伴隨有腰部與腹部的問題，如腰痠、無法久站久坐，或時有腹脹、胸悶、胃脘疼痛等症狀，加味消遙散（藥方索引61）、柴胡桂枝湯（藥方索引38）對症調理，可以改善打鼾問題。如果是情緒壓力造成之打鼾，亦有疏肝解鬱、幫助睡眠之作用。

腎經脈「循喉嚨，挾舌本」鼾聲來自舌根、扁桃體，表腎經脈循行不暢，所伴見的病症有汗尿代謝不利、四肢沉重、肢體浮腫、情志不伸等問題，真武湯（藥方索引43）、腎氣丸（藥方索引54）可以養護腎經脈，改善打鼾症候群。

脾經脈「挾咽連舌本散舌下」的鼾聲是以舌根為主，其次為喉頭蓋、軟腭等，伴見病症可能有飲食及身體肢節的問題，半夏瀉心湯（藥方索引52）、補中益氣湯（藥方索引64）也可以調理，降低打鼾頻率。

易筋經強化呼吸氣

易筋經共十二式，都是透過肢節動作來強化人體健康，其中與呼吸氣息相關者，即達九式之多，再加打坐收操，共計有十式可以鍛鍊強化呼吸系統，只要落實操作一段時間，必能使呼吸更流暢，降低打嗝及打鼾的發生機會：第一式「氣足神皆斂」、第二式「心平氣靜」、第三式「舌可生津將腭抵，鼻能調息覺心安」、第四式「鼻端吸氣頻調息」、第六式「小腹運氣空鬆」、第七式「身直氣靜」、第八式「上腭堅撐舌」、第十式「鼻息調元勻出入」、第十一式「調元氣自閒，舌尖還抵腭」，以及打坐「鼻調於鼻，定靜乃起」。

以上各式的關鍵動作，有的可帶動腹部的呼氣肌肉群，有的是刺激舌骨肌群和舌下神經，都能強化橫膈膜的換氣功能，以及增進呼吸氣息的進出。經過一整套的加強操練、強化呼吸系統之神經調節與行動調節，確實可以改善打嗝、打鼾的症狀。

養生導引按蹻

打嗝打鼾：壓扣風府啞門，順暢呼吸止嗝止鼾。步驟如下：

一、先以雙手食指指腹用力壓扣風府穴（枕骨、第一頸骨間），稍微低頭十五度，緩緩調息，逐漸用力，呼吸調息共十回為一程。

二、接著，雙手往下約一・五公分，用力壓扣啞門穴（第一、二頸骨間），同時頭抬回復到正常位置，緩緩調息，逐漸用力，呼吸調息共十回為一程。

三、重複一、二的動作五～十遍，過程之中會讓雙手痠痛不已，要忍耐不鬆懈。

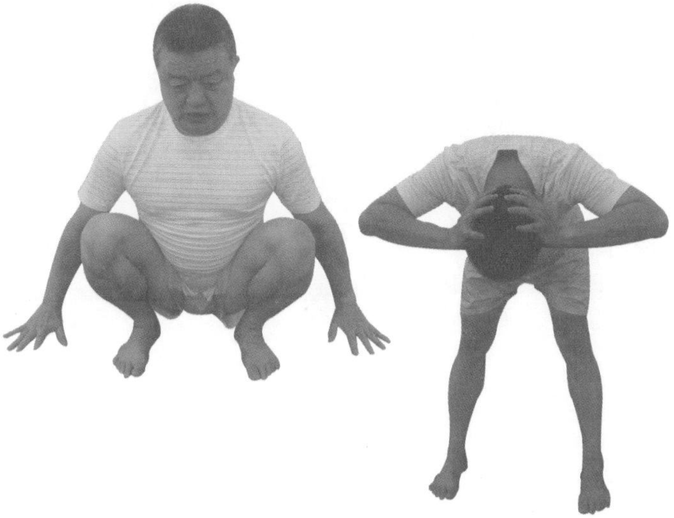

圖 10-1 易筋經第八式「上顎堅撐舌」、第十一式「調元氣自閒，舌尖還抵腭」，都能強化橫膈膜的換氣功能，增進呼吸氣息的進出，可以防範打嗝及打鼾。

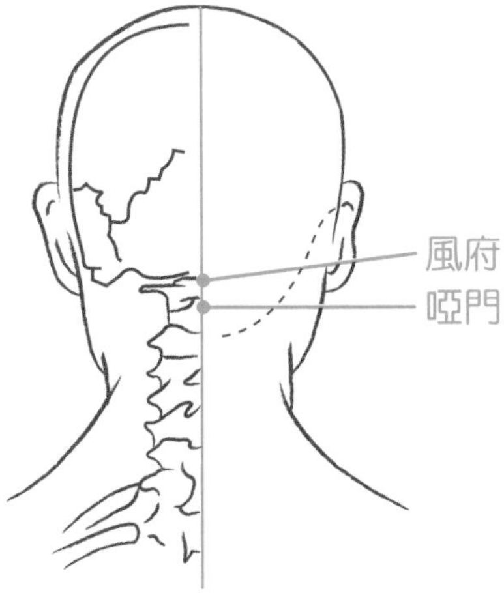

圖 10-2 按風府扣啞門，可刺激腦幹相關脈管之循環，通暢呼吸道，預防打嗝及打鼾。

養生效果

風府穴別名舌本，啞門穴別名舌厭，刺激此兩穴能夠激活腦幹所有相關脈管循環，靈活舌根，並有通關開竅作用，能通暢呼吸道，防治打嗝及打鼾；並助益記憶力、思考力，減少健忘及癡呆的機率。

眩暈與頭暈

＊智慧語：小暈回神無傷大雅，大暈失神失足難回。

眩暈是什麼？

半夜起床，頭微暈，下床不穩，輕度的平衡失常，是很多人都遇到過的；看似平常，可是若掉以輕心，萬一失足將成千古恨，生命就劃下句點。但是這樣的現象，還稱不上是眩暈，程度上只能稱之為頭暈頭昏，常發生的症狀如頭重腳輕、眼前發黑、頭頂冒金星、快要暈倒以及身體漂浮無重心的感覺。一般肇因以心理因素居多，如焦慮、緊張、恐懼，甚至高度興奮也會令人發暈；或是腦部缺氧、血液循環不良，如低血壓或血糖太低等，都可能招致頭暈。

如果早上起床，腳跟踩地，但是大拇趾卻無法自然用力，好似扭傷感覺，這就是肌能力低下的預兆，警示著當天起床後，各項行事都要小心翼翼，一如黃曆所說的「諸事不宜」，不適合進行長時間用腦、用力的事務，並要避開有危險性的活動，以防突如其來的頭暈，令人無法即時反應而造成傷害。

駭人的眩暈症狀

眩暈是何種狀況？真正的眩暈會感覺眼前看到的東西似在旋轉，即使躺在床上，天花板也像在旋轉。眩暈症的症狀很令人驚駭，天旋地轉、無法站穩、無法正常走路、噁心、狂暈狂吐，病人甚至會以為自己得腦瘤，腦壓異常以及中風，或是其他的不治之症。

辨識眩暈

臨床上可將眩暈症分成以下幾種類型：

一、周邊型眩暈：來得很快很嚴重，可能前一分鐘還談笑風生，下一分鐘就狂暈狂吐。但是好的也快，症狀約持續幾個小時到兩三天，就逐漸緩解。這與前庭神經系統失調有關，臨床上大多數屬於這類型眩暈症。有機會復發，但一般藥物控制，加上規律生活作息、飲食調整、良好運動習慣，效果都很好，可避免再患。

二、中樞型眩暈：比起周邊型眩暈，顯得相對棘手。此眩暈可能是腦部病灶所引起的，症狀通常會持續數天到數週，有時伴有神經系缺損症狀，如複視、發音模糊、口齒不清、步伐不穩、單側肢體無力、感覺異常、吞嚥困難……等，而且藥物治療效果不佳，通常需進行腦部電腦斷層或核磁共振，及其他相關的生理檢查以確定病因。

另外，亦可依據器官組織及其機能特性，來辨別眩暈症：

一、器質性眩暈：如果內耳、前庭神經、脊髓、腦幹、小腦、大腦等部位有受過傷害，以至於血管障礙、脫髓、變性、腫瘤、代謝異常、炎症、外傷等，都可能誘發眩暈。

二、機能性眩暈：過度換氣、起立性低血壓、不整脈等中樞神經系統方面問題，以暫時性的循環障礙為多，多伴隨著貧血與消化器官機能障礙等症狀。

常見眩暈症

日常生活中有以下幾種類型的眩暈症狀，提供大家做為檢視自己及家人健康的參考：

一、良性姿勢性眩暈：是很常見的眩暈症，患者的眩暈發生在轉頭、頭後仰、或從躺姿起身的當下；也就是將頭轉向特定位置時或睡覺翻身時，會產生短暫幾秒的眩暈。起因是內耳耳石器脫落至後半規管所造成，常見於腦震盪後、耳科手術後、慢性中耳炎、老年人，以及藥物引起的耳中毒等。應避免轉頭過快到特定位置，可降低發生機率。

二、梅尼爾氏病：又稱為內淋巴水腫，是造成陣發性旋轉性眩暈的常見原因之一，最常發生在三十至五十歲年齡層，病發時天旋地轉，伴隨噁心、嘔吐、聽力障礙、耳鳴、耳悶塞感；通常有三個典型症狀：旋轉性眩暈、耳鳴、時好時壞的感覺神經性聽力喪失。眩暈時間一次約數小時，但不超過二十四小時，但令人困擾的是會反覆發作。眩暈發生時應多休息，並搭配藥物治療，避免過度勞累、少食用高鹽飲食，因這都是再引發的因子；平時要注重睡眠品質、適度安排休閒活動，並攝食低鹽飲食，能減低其復發性。

三、急性前庭神經炎：主要是掌管平衡的系統出現了障礙或是疾病。我們身體的平衡感覺是由內耳（平衡器、前庭神經）、視覺與本體感覺來調節。會受到身體的多種因素影響，產生不協調感而引發眩暈。前庭神經炎是病毒感染內耳前庭神經（平衡神經），通常是在上呼吸道感染後，突發性眩暈、嘔吐及眼振，可能耳鳴但聽力未受損。會持續超過二十四小時，需臥床休息。

四、腦幹血液循環不良症：多發於銀髮族、糖尿病患者身上。由於血管硬化的緣故，腦幹血液循環不良，有長期慢性缺氧現象。患者有輕度眩暈感，走路多不穩，輕浮無重力感，還常伴有老年性失聰及耳鳴症狀。

五、頸性眩暈：頸脊柱炎常有骨刺形成，在頸項轉動時可引發疼痛及肌肉緊張，經反射作用引發眩暈；或骨刺直接壓迫脊椎動脈，造成腦基底動脈之代償不全，引起眩暈，可損及聽力，亦伴隨有耳鳴。

六、基底動脈循環不全：發生短暫的數分鐘眩暈，併見暫時性眼前發黑、臉部或手腳麻痺、口齒不清等類似「小中風」症狀。這是因高血壓、動脈硬化，使供應後腦及內耳的基底動脈缺血引起的。症狀如果反覆發作，要警覺可能是真正中風的警訊。前項頸部脊椎長骨刺，也是會造成腦基底動脈代償不全，引起頸性眩暈。

七、動暈：暈車、暈船、暈機等在交通工具移動時產生的不舒服症狀，因前庭半規管較敏感所致。症狀包括眩暈、腸胃不適、噁心嘔吐、臉色蒼白及畏寒冒冷汗等，孕婦、女性生理期及二至十二歲的孩童較容易發生。這也是日常中可能天天都會遭遇到的狀況。旅行出發前及旅程中，應避免飲酒，不大量進食，或攝取容易酸化及發酵的食物；交通工具行進中避免閱讀、看手機、滑手機，保持身體靜止，避免快速的頭部動作。座位選擇交通工具最穩定的區域，如靠機翼、船中央、轎車前座，以及與車前進同方向的位子，可以減少動暈發生。長途旅程有人出發前三十分鐘即服用止暈藥或貼片，短程則不建議服藥。

從時辰辨眩暈

晚上十一點～凌晨三點之間，起床時會眩暈，這有值得一提的生理機制在其中。從經脈與時辰的分布來評估，這兩個時辰分別是膽經脈及肝經脈的主時，這正是腦下垂體及自律神經系統功能運作的轉換時間，是褪黑激素與生長激素分泌最高、腎上腺皮質素分泌最低的時候，也是交感神經功能最低、副交感神經功能最高的階段。在這段時間起床會眩暈，要花點時間才能走穩的人，表示已持續一段時間有心血管方面的問題，才會造成腦部的血液循環不良而眩暈，即使目前沒有不舒服，白天日常活動也要小心為上，以免發生意外。若有警示出現，不要輕忽，應自我檢視一下，平日是否有頭暈頭痛、肩凝手麻、頸項轉側有礙、講話大舌頭……等現象，或是經常疲憊、無精打采、食慾差、胸腹悶脹、情緒容易失控等情形，如果症狀明顯，建議仔細檢查心血管或肝膽是否有恙。

養護穴道

在腳大拇趾趾甲根緣邊角的大敦穴與隱白穴，分別是肝經脈與脾經脈的關鍵穴道。望診它們的色澤質地，就是肝臟與脾臟功能的寫照，肝經脈與督脈會於頭巔，和肝臟與腦部的運作情形大有關連。在大拇趾上的三毛穴，也就是大拇趾骨節上長有汗毛的區域，其膚表是枯瘁或潤澤，反應出肝臟與腦部相關功能的良好與否。

腳第三趾下第一、二關節間的厲兌穴，為胃經脈井穴，是經氣循行會合的根源，胃經脈從頭走到腳，歷經頭面、頸、胸、心、肺、肝、胃、腸、下肢，與全身多部位相關，厲兌穴主治呃逆、嘔吐、食慾不振等症狀，也是舒緩暈車、暈船等的常用穴。第二趾甲根緣外側亦有一厲兌穴。

在腳第四趾末節、趾甲根緣外側的竅陰穴，是膽經脈井穴。擅長疏解偏頭痛、目眩、耳聾、耳鳴、失眠等症狀。

至陰穴為膀胱經脈的井穴，在腳小趾末節、趾甲根緣的外側，此穴能調治頭痛、目痛、鼻塞，同時也導正胎位的要穴。

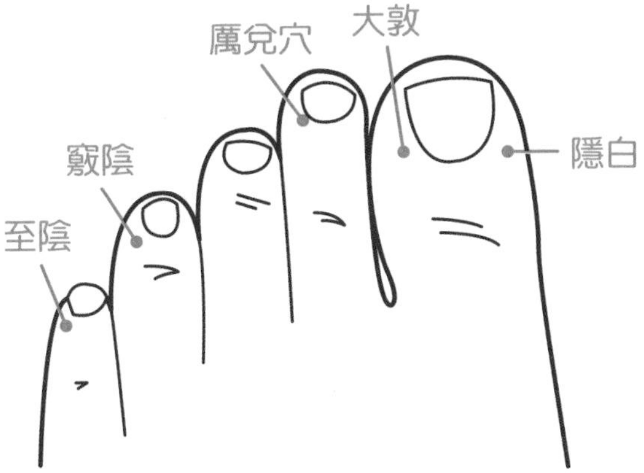

圖 11-1 腳第二及第三趾下方各有一個厲兌穴，是治呃逆、嘔吐，及舒緩暈車、暈船的要穴。

眩暈藥物調理

臨床上，不少意外死亡的人，早期都有半夜曾一時頭暈的症狀。如果您的長輩或家人，有此半夜頭暈現象，希望能夠掌握此警示的內涵，瞭解到這是長期過勞傷損肝腎的燈號，除即時調整作息，改善生活步調之外，腎氣丸（乾地黃、山藥、山茱萸、茯苓、澤瀉、丹皮、桂枝、炮附子）（藥方索引54）專治肝腎不足、真陰虧損、腳跟疼痛、腰膝疼痛、頭暈眼花。可選購科學中藥，傍晚五點與晚上九點各服用三公克，可滋養肝、腎經脈，促進腦部與腎上腺循環順暢。

即使健康有恙，依舊忙碌不已，無法調整生活步調，就該喝湯劑真武湯（藥方索引43），取茯苓、芍藥、白朮、生薑、炮附子各三錢，加五碗水煮成二碗，待涼當茶全天分次服飲。愈忙碌，就要喝得愈多，譬如星期一到星期五工作天，每天可以喝二至三帖，假日不工作只要喝一帖，可避免意外或中風。

以上腎氣丸、真武湯都是針對言語順暢、口齒清晰、眼神不閃爍，精神不恍惚的人才有效。講話時而結巴、錯語、口齒不清，眼神時而閃爍，且人易倦怠，則要喝河間地黃飲子，取熟地黃、桂尖、炮附子、肉蓯蓉、巴戟天、遠志、山茱萸、石斛、麥冬、五味子、薄荷、菖蒲、茯苓各二錢（藥方索引33），加四碗水煮成一碗水，當茶溫熱酌飲，每飲一口要在口腔內用力漱十下以上再嚥下。

養生導引按蹻

眩暈與頭暈：十趾翹展，壓耳仰俯轉頭。步驟如下：

一、腰背端正靠牆坐正，兩腳併攏伸直，十趾齊力翹起並開展，扯動趾端大敦、隱白、厲兌、竅陰與至陰諸穴，並令太衝、俠溪穴區繃緊；雙手壓住外耳，令耳門、聽宮、聽會三穴受壓，抬頭，雙肘、雙膝、腳趾皆逐漸用力，緩緩調息，呼吸共十回為一程。

二、採同樣的姿勢，低頭調息十回，頭向右轉調息十回、頭再向左轉調息十回，如此為一循環。

三、重複步驟一、二的抬頭低頭、左右轉頭的動作至少三程。

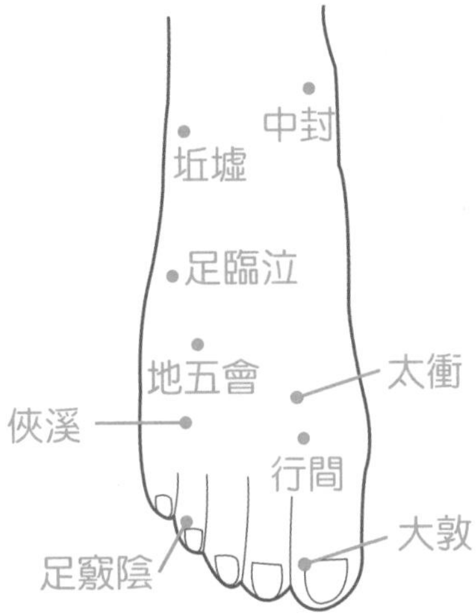

圖 11-2 十趾齊力翹起開展，刺激腳上諸穴，促進足經脈氣血循環，由遠端來防護腦神經。

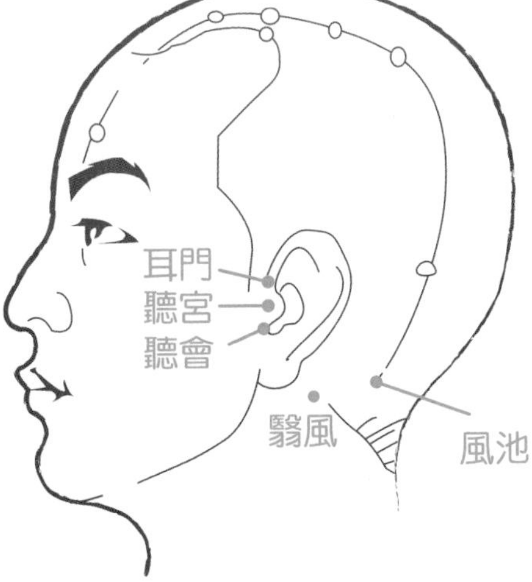

圖 11-3 雙手壓耳刺激耳前三穴，維護內耳迷路系統，紓解眩暈及頭暈症狀。

養生效果

刺激腦幹、十二對腦神經和內耳迷路系統，促進頭頸血液循環，並激活十二經脈的氣血循環，防治紓解眩暈、頭暈等症狀，醒來、睡前操作三~十回，效果更好。

癢症

＊智慧語：越癢越抓，愈抓愈癢。

為什麼會癢？

癢覺是知覺的一種。也是一種重要的自我保護機制，更是當身體接觸有害的外來因子時所得到的警示。皮膚有三層——表皮、真皮及皮下組織，位於表皮與真皮交接處，亦即在表皮和過渡性黏膜之內，有一個癢覺接收器，稱為游離神經末梢（亦稱自由神經末端），連結此接收器有條最小的神經——C纖維，負責感知癢覺。C纖維具有傳導「癢」的功能，不論是物理性或化學性的刺激，C纖維一收到訊息，旋即往脊髓上傳到腦部，腦中樞收到癢覺會發出訊號，促使身體各部位反應出癢感。因此，去掉表皮之後，就會喪失癢的感覺了。

全身皮膚都可以接受癢的感覺，癢覺最敏感的部位是外耳道以及女陰、尿道、肛門和鼻孔的黏膜與皮膚交接處，化學性、機械性、溫度和電的刺激都可以刺激癢覺神經末梢，以及上皮細胞或微血管壁，而出現發炎現象。

癢覺平息之後，發炎部位在幾天內仍然容易再被激起癢覺，如蚊子咬過處已不癢了，因有發炎反應，受壓力、摩擦或溫度變化就會覺得很癢，如果再三受刺激而發癢，就可能惡性循環，越癢越抓，越抓越癢！有可能持續幾個小時，如被跳蚤咬，也可能持續癢好幾天。

有的人天生怕癢，或身體某部位很怕癢，這就是有些訊息使某一脊髓節段處於容易激動的狀態，當溫度升高使微血管擴張，令癢覺神經末梢敏感度增加，就容易被挑起癢的感覺；通常，寒冷使血管收縮，則癢覺降低，另外腎上腺有血管收縮作用，也會降低癢覺。

引起皮膚癢的原因

我們皮膚會覺得癢，是因為癢覺的神經末梢受到某些介質的刺激而發癢。這些刺激物包括了免疫反應中的化學物質，如組織胺，亦有些類鴉片鎮痛藥會出現癢覺；又交感神經會釋放出神經胜肽物質，如腦釋出的腦內啡及其他疼痛調節因子；神經細胞之間傳遞衝動的神經傳遞物質，如乙醯膽鹼及血清張力素，還有前列腺素可引起發炎，產生紅腫發癢、發燒、疼痛反應等。

除以上致使皮膚癢的原因之外，受到熱、冷、光線、電流等刺激，或是穿著密不通風的衣物使皮膚缺氧，或因熱及其他原因使微血管擴張，如塗抹木瓜素、胰蛋白酶、胞漿素等蛋白水解酵素等，也會使皮膚發癢。

另有屬於病理性的癢症，較常見的如尿毒症病人，因腎功能不全使留滯體內的物質未能順利排出，積聚在血液中的代謝產物便會造成搔癢；尿毒合併高鈣血症也令人發癢，大量的鈣鹽沉積在皮膚內，更是發癢的直接原因。又如肝臟膽汁滯留、膽紅素堆積在皮膚、缺鐵性貧血、甲狀腺功能亢進、某些癌症、何杰金氏病、神經病變等也會引發癢，如腦中風引起的中樞神經病變。至於神經性皮膚癢的病人，極為神經質，而且情緒不穩定，必要時非得使用鎮定劑不可。

總而言之，癢的發生不外乎兩種原因，一是外因性，最常見就是被蚊蟲跳蚤叮咬；另一種就是內因性，多為體質或身體病變所致。

常見的癢症

發癢的原因很多，冬天常因皮膚乾燥而搔癢，如乾癬，可擦拭乳液、凡士林、嬰兒油等具保濕效果的保養品來滋潤皮膚，可降低癢的症狀。

冬天還會因衣服穿太厚，使局部皮膚缺氧，或是夏天衣服質料不透氣，皮膚因流汗溽熱而發癢；衣服不合身、鞋子不合腳也會引起皮膚癢，此為血液循環不良，靜脈鬱血積滯導致組織缺氧直接造成，除去發癢原因即可止癢。

夏天常見的皮膚癢，第一名是由黴菌感染的癢症，臺灣夏天高溫，濕熱不通風，流汗浸漬皮膚，皮膚表面易感染引起毛囊炎或皮癬等，最普遍的就是香港腳（足癬），體癬、股癬、頭癬也不少。黴菌感染，好發在皮膚皺褶處，如肥胖者的腋下、乳房下、肚臍、腹股溝、兩臀之間。念珠菌症也很常見，如尿布疹、主婦手等。

另外，脂漏性皮膚炎、玫瑰糠疹也都會癢，經對症施以藥物，並避免以皂性強的清潔品清洗，即較不會引起搔癢或蓄膿。這些皮膚症狀在其他季節也會發生，惟夏天因氣候溫溼度等變化，較容易發癢或發炎。

異位性皮膚炎好發於兒童，夏天一流汗就癢，一癢便不可收拾，癢還會侷限在某個部位，如脖子或關節。排汗受交感神經調控，其實不論春夏秋冬，也不是只有流汗會起癢，情緒波動也是，尤其生氣時（因為交感神經興奮），很快就會癢遍全身。多保持乾燥，避免長時間待在高溫下，夏天可開空調來降溫，亦不宜使用皂性清潔用品，洗清水澡最能保護皮膚。

日光性皮膚炎

不同於曬傷，而是皮膚會對日光過敏發炎。引發的原因很多，如紅斑性狼瘡患者，或是服用某些心臟病藥物，即使陽光不強，短時間曝曬就會發癢，只要是衣物沒遮到的部位無一處能倖免，臉部、手臂、頸部到胸前的衣領外區域等，會出現紅斑、丘疹，甚至大片的斑塊、脫皮或產生小水泡。有的人是對紫外線過敏體質，也會發生類似的現象。因此到戶外活動要做好遮陽動作，儘量避免曝露在日光下。服用相關藥物或藥單有載明或醫生特別叮嚀者，要遵守醫訓。

蕁麻疹的癢也令人難以忍受。俗稱風疹塊的蕁麻疹，閩南語稱之「起刺膜」，屬一種皮膚過敏，藥物、花粉、塵蟎、蟲咬、毛髮、皮屑、食物、黴菌、接觸刺激性物質、動物排泄物，或是冬天吹冷風，都是其過敏原。有此病史的人會再三發作、蕁麻疹還容易受情緒、壓力、環境，如熱濕、乾燥等影響而惡化；預防方法是掌握個人的過敏原而避開，並做好環境衛生、飲食管理和情緒管理，不穿著粗糙、緊繃、有刺激性的衣物（棉質衣服是最佳選擇，羊毛、尼龍、人造纖維等衣料不適宜）。治療上西醫會用抗組織胺或類固醇，中醫多配合針灸、放血治療，並會依證處以疏風清熱的藥方，如冬天遇冷風即發，可服桂枝湯，取桂枝、芍藥、炙甘草、生薑各二錢，大棗二枚，加三碗水煮成一碗，溫熱服飲，可解肌祛風止癢，調和脾胃營衛之氣。夏天，遇熱則搔癢加劇，則用消風散，取當歸、生地、防風、蟬蛻、知母、苦參、胡麻仁、牛蒡子、荊芥、石膏、蒼朮、甘草、木通，加四碗水煮成一．五碗，可以常溫服用，或是購買科學中藥，三餐後各服用二克，可疏風清熱利濕、抗過敏。

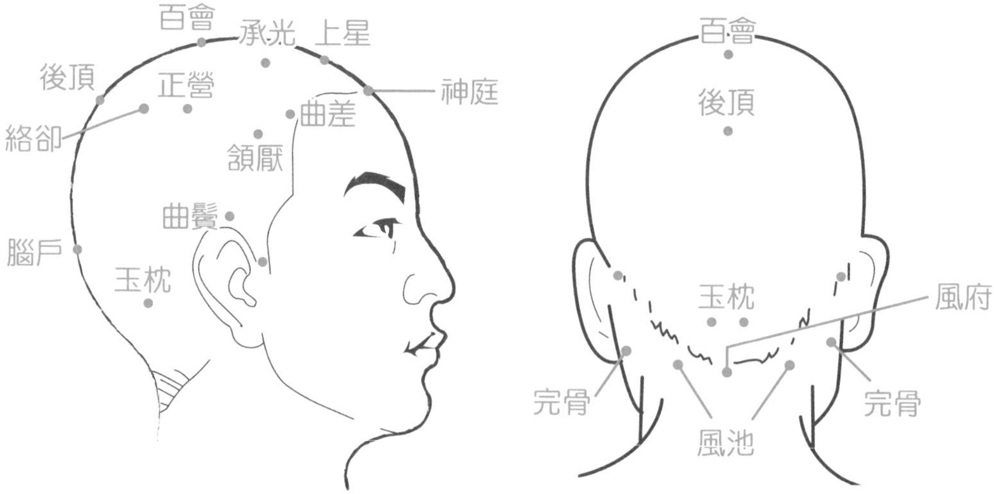

圖 12-1 按摩頭上五行穴群保健督脈，強化腦脊髓功能，促進腦心血管循環，防治頭皮癢。

頭皮癢

頭皮癢、頭皮發麻都是因頭顱血管或神經循環不順暢所致，與頭痛大不相同。頭痛常是頭顱骨內的硬膜出問題，以第五對腦神經三叉神經為主；頭皮癢或頭皮發麻則是第七對腦神經顏面神經，但都與上矢狀靜脈循環有關係。

頭上五行，共有二十五穴，督脈在正中央，有神庭、上星、前頂、百會、後頂等五穴；膀胱經脈在其兩側各一・五寸，有五處、承光、通天、絡卻、玉枕等穴；膽經脈在膀胱經脈外側各一・五寸，有臨泣、目窗、正營、承靈、腦空等穴，醫療上針灸此二十五穴，可瀉頭上之熱。平日自行療癒或保養，多按摩或刮痧該當穴區頭皮，或洗頭時以手指腹加強梳洗，可促使頭內熱氣散出，有止癢效果，並改善皮表靜脈與淋巴循環，同時促進所屬絡之經脈臟腑及神經系統循環及傳導，有另一層保健作用。

因為按摩頭上五行的穴群以保健督脈，等於就是在強化腦脊髓功能，對腦心血管疾病族群的保健效果，尤其有意義。

鼻孔癢

鼻孔癢可能是呼吸道過敏，或是嗅覺有問題，另有些腸道有寄生蟲的孩童，除肛門會癢外，前鼻孔也常發癢。有的成人腦壓升高時，前鼻孔會癢，或許是腦瘤，或許是疲累累積已久，腦因輕度浮腫、腦壓升高，而發生鼻癢現象。

有異物跑進鼻中時，鼻子一癢會以打噴嚏來排出異物；體質虛弱的人，有些時候腦脊髓液可能會從頭顱底的縫隙滲透出來流入鼻子，量少則塞住鼻子成鼻涕或鼻水流出，造成鼻子癢不舒暢。

在鼻骨與眉棱骨內，有額竇、上額竇、蝶竇、篩竇等組織，鼻子癢，可用陶瓷或竹製器皿來刮痧，使用鈍而不傷皮膚的接觸面，選擇適合個人膚質及喜好的乳液、精油、清涼膏、苦茶油等塗抹在鼻表，從鼻骨到眉頭的攢竹穴區，緩和使力，讓皮表稍見點狀出血，即可防治鼻癢；過敏性膚質的人，用大拇指指端稍微用力壓按亦可達效果。

同時配合風府、風池、啞門、天柱指壓或刮痧，可加強過敏族群的免疫功能。風府與風池三穴在枕骨與第一頸椎之間，啞門與天柱三穴，在第一、二頸椎之間，各穴都與頭顱及肢體的活動情形息息相關。有重病、退化嚴重者，此六穴區的外在都顯出枯澀僵硬，按摩刮痧可減緩不適感。

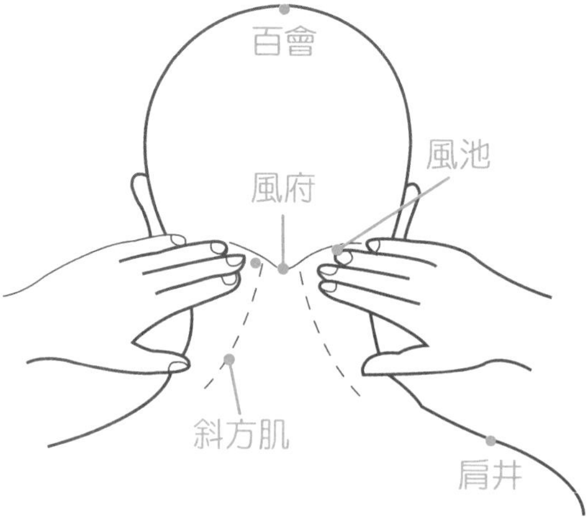

圖 12-2 風府、風池、啞門、天柱指壓或刮痧，可增進免疫功能，改善過敏體質。

眼睛癢

眼睛癢讓人很不舒服，越揉越癢，再揉就揉出結膜炎。不論是眼睛有發炎狀況，或只是血液循環不良，都可能以自發性動作去協助改善，例如眼睛一眨一眨，常是因眼睛在癢，而不自覺以眨眼來紓解癢感。

睫毛倒長插到眼球，眼睛會癢，要找眼科醫師治療；眼結膜發炎泛紅而癢，不論是眼睛結膜還是眼瞼結膜發炎，也要找醫師治療。但若非發炎性的眼睛癢或眼發紅，常是體內器官出狀況的訊息。如果眼內眥紅，服用半夏瀉心湯（藥方索引52）、清心蓮子飲（藥方索引47），對症必可改善；目外眥紅，則適合八正散（藥方索引7）、腎氣丸（藥方索引54）；眼睛不紅而癢，則取五苓散（藥方索引15）配溫熱開水，用力漱口十下再嚥。多按摩眼睛四周可消除眼睛疲勞，改善痠澀發癢現象。

肝膽病與皮膚癢

肝膽病引起的皮膚癢幾乎是全身性的，除非特別癢，否則很少看到抓癢或濕疹化的現象。除了皮膚癢外，還可以看到紅斑點和蕁麻疹、皮膚劃紋疹等，黃疸病人引起的劃紋條紋顏色會比周圍的皮膚還要暗些。

大體上，血清內的膽汁酸增加，是肝膽疾病發癢的主要原因；膽道狹窄或原發性膽汁性硬變的病，皮膚癢比例的高達百分之七十五。孕婦沒有黃疸現象而皮膚癢，表示血清內的膽汁酸度很高，平均是正常值的三十倍，不少婦女在懷孕最後一個月會覺得全身很癢，常被誤以為是疥瘡，通常是突然發生，很快就傳遍全身，白天晚上都很癢，產後幾天內又突然消失。這種孕婦發癢症，並不會導致妊娠毒血症，生下來的小孩也很正常。只不過第一胎出現懷孕發癢，第二胎出現的機會也較高。

止癢藥很多，尤其是促進腎上皮質激素和皮質類固醇，都有抗發炎的效果，止癢效果不錯。但不少人是因為肝膽疾病、腎機能不全或身體內部的非良性腫瘤才引起皮膚癢，卻沒有警覺到身體全身皮膚癢，是肝膽功能失調的警兆，例如黃疸病者平均有百分之二十~二十五的人會皮膚癢；其他包括心理因素、糖尿病、懷孕等都可能造成肝膽功能失調而全身發癢。這也是臨床上值得觀察的，不宜一癢就擦止癢藥，可能會疏忽掉真正病因。

腎臟病與皮膚癢

皮膚癢可能是肝臟疾病，也可能是腎機能不全而引起，腎功能不良的病人，如腎炎或腎臟病，其血液中若沒有含氧物質積聚是不會癢的，尿酸也有可能引起皮膚癢。經過血液透析，尿毒症得到緩解，皮膚癢情形也隨之大大紓緩或完全消失。

但是，如果腎衰竭合併有繼發性副甲狀腺亢進，血液透析只能減輕尿毒，無法使皮膚癢獲得改善。尿毒症病人因為腎機能不足，磷酸鹽積聚在血液中，刺激甲狀腺，造成繼發性副甲狀腺功能亢進症，這種情況如切除大部分副甲狀腺，多會解除皮膚癢症。

皮膚癢與臟器功能，以及內分泌系統功能，彼此間都有微妙關係，由此可見一斑。

肛門癢

以往衛生條件差，飲食方面問題多，腸道寄生蟲很常見，孩童肛門癢常就是因為有寄生蟲，如蛔蟲、蟯蟲。現在雖然已不多見，但並非絕跡。

成人肛門癢，多是痔瘡問題，「痔瘡」是大腸方面問題的呈現，如果不是痔瘡，可能是肛門對糞便內的某種物質過敏，或肛門對遠處病灶的一種過敏性反應。大腸經脈屬大腸絡肺，大腸、肺兩者互為陰陽表裡，呼吸與排泄都與之息息相應，呼吸順暢與否，所引發的咳嗽、胸脹痛、胸悶，甚至牙齒疼痛、頸項腺體或脈管腫脹，都會與之脫離不了關係。

只要腸道不是有實體異物如寄生蟲在內的話，針灸砭或導引按蹻，張開大口刺激嘴角旁的地倉穴，用力張開食指與拇指刺激虎口合谷穴，或以腳趾抓緊地面，牽動腳第二、第三趾交縫間的內庭穴，都有快速的止癢效果。或揉按手肘彎上側的曲池穴，或膝蓋下外側的足三里穴也有效果。

睡覺時，下半身翻轉得頻繁，表示排泄狀況不好，特別是發育中的孩童，如果內褲近肛門口接觸處常不乾淨，多是排泄不順暢，觀察平常是否會用手去搔癢肛門附近，雙腳是不是不時動來動去，為的是企圖讓肛門口血液循環順暢。肛門和會陰本質上就是屬於容易發癢的組織，因為癢覺神經末梢特別多，稍微抓一下就癢；排泄後衛生紙擦拭的方式與力道，或是糞便較硬通過肛門造成機械性刺激都是癢因，因此，平日的衛生習慣極為重要。

耳朵癢真是有人在嘀咕、思念嗎？別忽略了這也是癢症的一種。耳朵由外耳、中耳、內耳三部分構成，外耳的皮膚屬於第十對腦神經迷走神經的感覺性軸索，迷走神經因為分布的範圍很廣，人會面紅耳赤、耳質枯瘁、耳色焦黯，都與腦部、體內臟器及情緒反應相關。

由於外耳道的開口處附近，有耳毛與耳垢腺分泌耳垢，來防止異物進入耳朵。通常耳垢乾燥，會從外耳道排出，但如耳垢太多，會塞住外耳道，遮斷進入的聲音，也可能引起癢感。所以可多搓揉耳朵，促進迷走神經活絡，助益臟器氣血循環；耳朵常癢的人，器官組織氣血易循環不暢，更該常常搓揉耳朵。

中耳炎是常見疾病，尤其是體弱的孩童更是常見慢性中耳炎，常發炎發燒而經常服用消炎藥、退燒藥者，中耳炎更是令人困擾不已的疾患。

少數孩童中耳的位置，並非正常的斜向內耳，而呈水平直向，造成排出分泌物或異物困難，加大堵塞發炎的機會。在發育成長過程中，需要相當大量的運動來強化體適能，原本最有助於孩童成長發育的游泳運動，即因為耳朵常會進水，造成小孩中耳發炎，而被家長排除在外。如果能夠做好防止耳朵進水的措施，讓孩童持續長期游泳，不僅有助耳鼻咽喉及口腔骨肉的發育，對其身高、骨骼、肌群動力也都有脫胎換骨之效。

陰戶癢

陰戶癢與肛門癢未必會同時發生，兩者之間為會陰穴區，不論是陰戶癢或肛門癢，都很容易擴及到會陰，但不會再擴散到更遠的部位，即使兩者同時出現癢症，治療方針也不盡相同，肛門癢通常較快痊癒，且少復發，陰戶癢消失後，再發的機率相對較高。

陰戶癢多數是功能性的原因，常併見有神經性皮膚炎，或神經質、情緒不穩定之情形；再者，局部性刺激也是陰戶癢的原因之一，感染陰道滴蟲、念珠球菌都會令人癢得難受。糖尿病患者因殘留於生殖器內的高糖量尿液，容易發酵刺激皮膚，引起陰戶癢。

更年期停經後的陰戶癢，可能是缺乏動情激素，但也不少比例是因情緒問題所造成，其實，腎上腺及皮下脂肪也可釋出足夠的動情激素，婦女如果能瞭解生理現象，停經後自然會有另一機制來調節，只要飲食正常，運動足夠，睡眠休息均衡，這些都不是問題，即是陰戶偶見發癢，也不會長期不癒。再者，有的女性朋友有嚴重的潔癖，以清潔液、清水過度清洗下體，使得陰戶皮脂分泌減少，組織太過乾燥，這也是陰戶搔癢常見的原因。總之，陰戶癢通常是機能性的疾病或問題，而不是器質性的，在停經後較易發生，或是神經質、容易緊張的婦女尤其常見。

處方上，還是要覓醫以確定癢因，對症下藥。大方向來說，局部皮膚癢以人參敗毒散（藥方索引6）、桂枝麻黃各半湯來促進末梢動脈與微血管的循環；大範圍皮膚癢則要加味消遙散（藥方索引61）或真武湯（藥方索引43），從調理肝臟與腎臟循環來著手，同時要調整生活步調，改善空間就很大。

隨機選穴止癢症，全面保養扣雙關。步驟如下：

一、確定發癢的部位或症狀，選擇適當的穴區，進行按摩或刮痧；避免在已經發癢發腫的部位進行刮痧。按摩力道以個人能承受之限度為量，不宜竭力無限制，特別是眼周圍，以不傷組織為原則。施以刮痧者要確保器具清潔，以免受二度感染；選用的精油或乳液也要適合個人膚質者，否則反會遭致過敏之苦。

二、全面性保養扣按內關及外關。以右手四指扣住左手外關穴，右大拇指按住左手內關穴；同時左手手腕翹起、五指用力展開，緩緩調息，逐漸用力，呼吸調息共十回為一程。

三、按完左手換右手，採同樣的按摩方式及呼吸頻率，症狀嚴重者再斟酌延長時間。

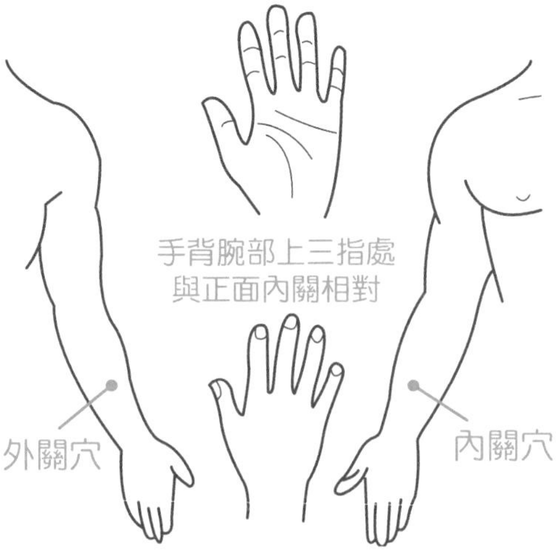

圖 12-3 按摩內關穴及外關穴，能清心解熱、除煩解鬱，增進免疫功能，舒緩癢症。

養生效果

對症對位之按摩刮痧，可促進相關經脈及血液循環，增進免疫功能，紓緩發癢症狀。

中暑

＊智慧語：溫室效應持發燒，高溫中暑要人命。

暖化效應

全球暖化現象造成溫度上升的趨勢，是釀成全球氣候性災難的高危險因素，類似的災難，如熱浪、水災和乾旱等極端氣候型態，和海平面上升等現象，不時在地球的某一個角落發生，其不可逆轉的可能性越來越高。每到夏天，我們便深深感受到氣溫高的威力，時常聽到氣象報告說某某地區的高溫又創歷史新高，因臺灣地處亞熱帶，又屬海洋型氣候，溫度高濕度也高的環境，讓人覺得更熱。氣象主管當局及衛生保健單位都再三呼籲民眾，應避免在中午最高溫時段外出，以免中暑；即使必須在烈日下工作者，也要做好防曬措施，因為紫外線指數均達過量等級，外出應帶帽子、陽傘、太陽眼鏡，以免曬傷。

認識中暑

中暑是指長時間在烈日下曝曬，或處於高溫、不通風環境中，造成中樞體溫調節功能失調、體內電解質失衡、以及神經系統功能受損，而出現的一種急性反應。中暑的特徵如發高燒、昏迷、不出汗等，與熱痙攣或熱衰竭不同，後二者的體溫沒有變化。

中暑可說是與熱有關的疾病中最為嚴重的一種，最主要的特徵是體溫非常高，由於體溫調節功能失調，體內的熱無法散出，可達攝氏四十以上，中樞神經（腦部）及其他許多器官，會因過熱而導致機能衰竭，若未能及時降低體溫，可能造成各種組織器官受損，嚴重者甚至出現腎衰竭、肝衰竭及心肌損傷。

誰容易中暑？

通常熱浪來襲的時候，也是較容易造成中暑的時候。銀髮族、嬰幼兒、孕婦、虛弱者、過勞者、慢性心血管疾病患者、長期使用某些精神科藥物及利尿劑者與酗酒者，在酷熱的環境中較易發生中暑。由於腦部的體溫調節中樞無法繼續工作，突然之間發生，先逐漸喪失意識，但在昏迷之前即已停止出汗，這種現象在長跑運動競賽、馬拉松賽，或在烈日下長時間工作，而未適當飲水及散熱時，最易發生。

中暑的症狀與處理

中暑早期的症狀以中樞神經系統為主，包括頭痛、四肢乏力、講話不清楚、出現幻覺、神智不清、抽搐、噁心、嘔吐、高熱，皮膚乾熱而無汗，心跳很快而且血壓過低，可能惡化出現類似癲癇發作、休克到重度昏迷的程度，如不及時救治，有生命危險。

位處亞熱帶的臺灣，尤其是仲夏、秋老虎時期，確實有人中暑而死，尤其是疲累過度的過勞族與體況不佳的老弱族群。人在發燒時基礎代謝率會升高，中暑時常高熱，當體溫高達攝氏四十・五度時，基礎代謝率要比平常高百分之五十；體溫升高時熱量的產生相對增加，熱量一增加又使體溫升高，造成惡性循環，這在中暑有致命危險時，相當常見。

中暑者體溫常升高到攝氏四十度之上，依生物化學研究顯示，血液中氯離子濃度正常，但有酸中毒和血液濃縮的現象，真正突然停止出汗的原因，目前仍不很清楚。在嚴重中暑的病例統計中，死亡比例高達百分之三十六以上。

西醫治療中暑是利用熱力學原理，盡快降低體溫。有人中暑時應立即使用冷水降溫，用濕毛巾或用淋水方式均可，例如把病人放到浴缸常溫水內並且按摩全身，不要直接將冰塊倒到患者身上，也不要直接把人浸在冰水中或使用酒精擦拭，一般的冷水就可以幫助降低體溫。將病患移在陰涼通風處，使用風扇或冷氣幫助散熱，必要時趕緊送醫。

刮痧治療中暑

傳統療法常以刮痧救急治病。第一時間先掐人中穴區甦神，同時透過背部的刮痧，排邪去毒，調和內臟的代謝作用，得以緩危救急，可讓中暑者通體舒暢，其中以項背肌肉、肩臂肌肉、頸部肌肉為主要刮痧部位，其代表穴道為：背部肺俞、心俞，肩部肩井、肩中俞，頸部人迎、扶突，令其點狀出血或瘀紫，即所稱「出痧」，效果甚佳。

預防中暑

預防中暑首先就要注意防曬，特別是前面所提的容易中暑族群，一定要避免在烈日下或酷熱的環境中待太久，如需外出即要做好防曬準備，特別是氣象預告有熱浪侵襲時，設法待在有空調或通風的地方，同時要注意補充水分。要注意的事項，大致如下：

一、水分之補充：在高溫下，即使靜止不活動，也會汗流浹背；記得適時喝水，不要覺得口渴時才飲水，較好的喝水方法是每四十五分鐘到一個小時，即補充 150~200cc 水分。運動量大或流汗多者，可再酌加水量，並可於水中加少許鹽巴，以防電解質失衡。但需要限制液體攝入量的病人，仍應遵循醫生囑咐控管飲水量。

二、加強飲食管理：少食高油脂重口味食物，減少熱量攝入；注意補充鹽分和礦物質，以防脫水；避免飲酒和高糖飲料，會使人體失去更多水分。

三、戶外活動的時機：避免日正當中時段進行戶外運動，可移入室內運動中心，或改在清晨及傍晚進行；如一定要進行戶外鍛練，則應每小時飲用 200~400cc 非酒精性冷開水或飲料。運動飲料可以補充因汗流失的鹽分和礦物質。從事戶外活動應儘量選擇在陰涼處進行，同時放慢速度，不宜高激烈度活動。

四、要有防曬措施：儘量在室內活動，應開啟空調或風扇，讓空氣流動，但如室溫高過攝氏三十二度，風扇幾乎起不了散熱作用，因它吹的也是熱風！外出時，應撐傘或戴寬邊遮陽帽、太陽眼鏡，塗抹防曬係數 SPF15 以上的 UVA/UVB 防曬油，並避免在烈日下打赤膊，以免吸收更多的輻射熱。穿著質地輕薄透氣、寬鬆通風、淺色不吸熱的衣物，以棉麻布料為佳。

五、生活作息有規畫：避免熬夜，要有充足睡眠；工作與休閒要均衡，以防過勞。悶熱天氣應該勤於擦拭汗水及洗澡，洗澡沖涼有助降溫，泡澡水溫則不宜太高，泡溫泉當評估個人體況，並不宜久泡。

六、警覺心：家中如有屬於容易中暑族群者，多留意關心其反應，一有異樣第一時間即時處理。高溫天氣駕車外出，離開時切記勿將孩童、行動不便者或寵物留置在車內。

熱昏厥

在夏季高溫之日，還容易發生熱昏厥、熱衰竭以及夏季熱，這在臨症時當與中暑現象辨別清楚。熱昏厥是由於對熱的環境不適應，皮膚血管為了要幫助散熱而大量排汗，結果血液循環狀態在體內發生重新分配現象，血液積聚在四肢周邊血管，導致腦部血流不足、缺氧，所發生的昏厥現象。熱昏厥的症狀特徵：患者皮膚濕濕冷冷、脈搏微弱，但體溫不會明顯升高，這和中暑是截然不同的。處理方式是將熱昏厥者移到涼爽通風的地方，保持平躺或兩腳稍稍墊高，將其身上汗濕擦乾，並補充適量的液體，很快可以恢復。

熱衰竭

身體長時間暴露在熱環境中會造成熱衰竭，由於鹽分流失、脫水或代謝物過量堆積在體內未能排泄掉所造成。一般而言，在熱環境中待幾個小時，就會出現熱衰竭，但也可能長達數日才導致熱衰竭。

主要症狀特徵為頭暈頭痛、口渴、噁心、嘔吐、乏力倦怠、焦躁不安、臉色蒼白，大量流汗，血壓偏低等，因熱衰竭致死的病例不多，但要留意的是，有時候熱衰竭會病化成中暑。熱衰竭者多數神智清醒，體溫可能為正常或稍微上升，這現象也不同於中暑者。

發生時，速將患者移到涼爽的環境，給予稀釋的鹽水補充電解質。若患者嘔吐無法進食，可注射靜脈點滴。只要可以改善身體缺乏水分及電解質不平衡的狀況，即可恢復。

夏季熱

夏季熱又稱為「暑期高體溫症」，老弱婦女都有可能發生夏季熱，通常好發生於嬰兒。臺灣地處亞熱帶，夏季平均氣溫接近攝氏三十度時，嬰幼兒發生夏季熱屢見不鮮。正常人的體溫為攝氏三十六・七正負〇・二度，嬰幼兒的數值多要高出攝氏〇・五度左右，由於兒童的體溫比成人變異大，且不易維持固定，不少夏季熱幼兒患者，每年反覆發熱，直到三歲以後才逐漸穩定。

夏季熱以輕微發熱最常見，超過攝氏四十度以上的不多，多在清晨以後體溫漸升，到了下午體溫才漸回復，次日清晨又復漸升，以四月～十一月較多，尤其六～九月間是發病高峰期，常伴有食慾不振及哭鬧不安等現象。

通常，夏季熱患者在攝氏二十度室溫下，約四小時內可以退燒，攝氏二十八度以上才會發燒，因此室溫維持在攝氏二十五度以下，患者體溫都能調降，辯證上要以體溫能回復正常，才可確定為夏季熱，臨床上則以醫生診斷為依據，可配合魚際、足三里、厲兌、竅陰等穴的輕度刮痧，且由父母操作為宜。

消暑食療

熱天裡吃對飲食，清涼又消暑；一旦吃錯了，或飲食失調，難免心浮氣躁，諸事不順暢。原則上，屬性清涼的食物都適合夏天食用，但並非人人皆宜，特別是體虛、病程療養中、孕婦、做月子、生理期、腹瀉時，都應禁忌冰冷寒涼之物，以免造成身體不適或病情加重。以下提供幾樣適合酷暑炎夏的食品及藥飲：

一、涼拌苦瓜：苦瓜剖半去籽洗淨，斜切薄片，入冰水浸泡五分鐘，撈起瀝乾，蘸油醋醬、梅汁醬等醬料食用，有清暑解熱效果，並降心胃之火，促進食慾。除了涼拌，可炒豆豉或鹹蛋，暑熱流汗多，可適量補充鹽分。亦適合煮湯，可滌熱解毒，並保護心血管，增加血管的通透性。

二、綠豆湯：綠豆滔淨，以清水浸泡一小時，先以大火煮開，轉小火慢熬至豆粒糜爛，加適量冰糖煮勻即可，冰鎮後食用。綠豆清熱消暑、潤喉止渴、利尿消腫，能祛體內熱燥，防範中暑，並有消炎降壓作用。適合搭配新鮮蓮子、銀耳、薏仁同煮，更具消暑清心效果。

三、蔬果沙拉盅：取用萵苣、番茄、小黃瓜、寒天、芹菜、蘋果、梨子、火龍果、藍莓……等蔬菜水果，洗淨切塊混合成沙拉盅，淋油醋醬、和風醬、千島醬等食用；還可加海鮮（先燙熟），如蝦仁、花枝、干貝等，清暑解熱、開胃促食、生津止渴、促進腸道蠕動、加速排毒等作用，還有瘦身減重效果，但要控制蘸料的量。

四、生脈飲：取人參、麥冬各五錢、五味子三錢，加入 2000cc 水煮成 1000cc，放涼後飲用；能滋陰益氣、生津止渴、消煩解鬱、紓緩慢性疲勞，在炎夏汗多時飲用可補充身體水分，預防虛脫。

五、薄荷綠茶：取綠茶包一袋、新鮮薄荷葉數葉，以攝氏八十五度的水沖泡，待出味放涼即可飲用，具有疏風散熱、辟穢解毒、芳香口齒的效果，亦可酌加蜂蜜，更見解暑除煩效果。但薄荷可收斂乳汁，孕婦及婦女哺乳期不適宜，孩童也不宜過量。

養生導引按蹻

中暑：掐人中按風府，緩降熱氣神甦醒。步驟如下：

一、手大拇指指腹面朝天，以指甲掐人中穴，以指腹端頂鼻棘，緩緩調息，逐漸用力，呼吸調息共十回為一程。

二、以手大拇指指腹按住後腦按風府穴，緩緩調息，逐漸用力，呼吸調息共十回為一程。

三、每次操作至少重複步驟一、二動作十遍，可依體況酌加次數。

養生效果

人中穴區是救命穴，是急救的要穴之一，屬於任脈；風府穴是人體中最容易招致風邪的穴位之一，屬於督脈。加強此二穴按摩，促進任督二脈氣血循環，強化腦幹及十二對腦神經功能，進而維護中樞神經體溫調節系統，可防範體溫失調。

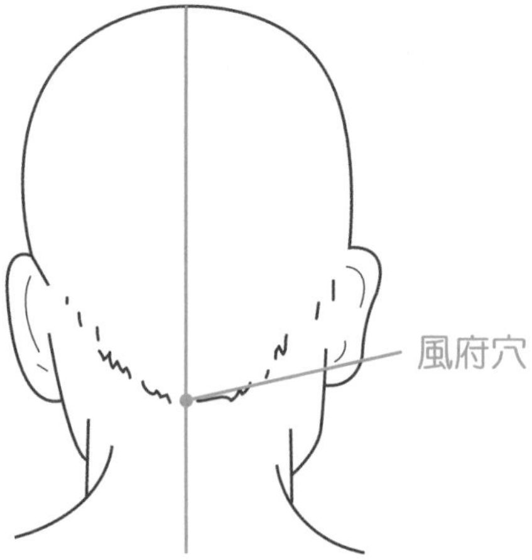

圖 13-1 風府穴是容易招致風邪的穴位，按摩它促進督脈氣血循環，祛除風邪，維護腦部。

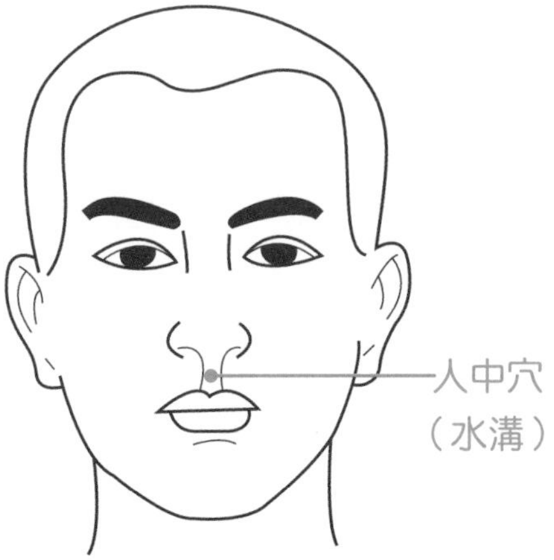

圖 13-2 人中穴又稱水溝，是救命要穴，中暑急救時掐按人中能醒神，及防範體溫失調。

頭痛

＊智慧語：頭痛頭痛誰不痛？頭痛不已眞要命！

概論頭痛

幾乎每個人都曾受過頭痛之苦，有人偶發性痛一下，但也有人經年累月備受頭痛折磨；引發頭痛的原因千百種，頭痛常常只是一種顯現出來的症狀。每個人的症狀不一而足，忍受疼痛的指數也不一樣。如果經常性頭痛，不是吃顆止痛藥就能了事，無論劇烈或是輕微，都不要掉以輕心。

頭痛症最重要的觀念是「病態生理」所啟示的——頭顱骨內的疼痛，有感受性的部位是腦硬膜及血管，因這些部位的壓迫及發炎而造成頭痛是最該注意的。因深涉及血管的循環，包括頸內動脈、中腦及大腦動脈、前大腦動脈、椎骨腦底動脈、硬膜動脈及靜脈竇等，而這些血管病變是會危及人命的。

頭痛，在病理上是動脈血管的問題表現，然而不可不知的卻是，因為它們相屬於靜脈回流心臟的機制不良，才導致該動脈出現問題，這又與體軀內的器官組織關係密切。

頭痛原因

多數的頭痛是良性的，但要找出真正原因並不容易，頭痛的種類非常多，症狀也是因人而異，臨床上常見的頭痛原因有：

一、血管性頭痛：可能與血管擴張、血管神經性發炎有關，如長期偏頭痛造成血管發炎擴張與神經刺激，會產生搏動性痛感。有人是先天性血管缺陷，出現動脈瘤牽引到血管壁而產生持續性頭痛；也有因脊椎麻醉或脊椎穿刺，導致腦脊髓液外流，使脊椎管壓力驟減，引發血管性頭痛。

二、神經性頭痛：常因神經受到壓力或有病變時發生。或是神經受到壓迫與刺激，例如牙痛、眼疾、鼻竇炎、腫瘤、頸椎或頭顱受傷，甚至是關節炎等，都可能刺激神經引發頭痛，常見如三叉神經痛、枕骨神經痛。

三、肌肉性頭痛：不正常的肌肉收縮也會造成頭痛，凡焦慮緊張、情緒失調、感冒受涼都可能使肌肉緊繃，刺激神經引起陣陣疼痛；或者肌肉過度緊張而影響血液循環，無法充分進行新陳代謝，也會引發鈍痛式頭痛。

四、其他器質性頭痛：器質性的頭痛一般較為複雜，常因腦壓升高引發頭痛；也有可能肇因於腦瘤或腦膜炎，通常是廣泛性鈍痛摻雜搏動性頭痛，有時會出現噁心、嘔吐，這類頭痛可能會威脅到生命，建議要接受儀器檢查以確定頭痛原因，不可輕忽。

五、食物與藥物性頭痛：食物也有可能引起頭痛，但比例較低，味精、人工香料及調味料、醃漬物、麵包、肉類、巧克力、花生、速食麵、含咖啡因飲料、乳製品，甚至是蔬果都可能引發頭痛。記錄發生頭痛前二十四至四十八小時內所吃食物，累積數次應可較明確瞭解何種食物是頭痛之源。藥物也可能引發頭痛，例如濫用止痛藥、安眠藥等。

六、其他因素造成頭痛：可能導致頭痛的原因很多，除了前述原因之外，牙、耳、眼、鼻等器官病變，以及生活和工作壓力、生活習慣、環境因素都有可能會引發頭痛，最重要的是，一定要了解自己的頭痛現象及特性，找出真正原因。

常見的頭痛

頭痛的症狀很複雜，種類也很多，就平常多見的種類作概述：

一、偏頭痛：這是最常發生的頭痛。通常會週期性發作，較常發生在女性朋友身上。會先從眼睛周圍或是腦後開始痛起，再延及單側頭，也有人是兩側都痛。症狀嚴重時會痛到無法言語、噁心、嘔吐、四肢刺痛，有時候頭痛可持續幾個小時，但睡一覺後醒來，症狀會減輕很多，甚至消失。

偏頭痛的原因尚無法完全了解，可能的病因如遺傳、內分泌失調、生理期、飲食不當、情緒激動或緊張過度、溫差變化大，或是血小板與生化作用發生變化，引起血管舒縮障礙而導致。

避免熬夜，節制菸酒，不暴飲暴食，同時避免長時間聚焦在電腦螢幕，或手機、平板電腦等小範圍之面板上，因視神經疲勞和頸項長時間固定一個姿勢不變，易造成頸項血液循環不暢，致腦中缺氧，引發頭痛。平日重視飲食質量，生理期間不吃冰冷寒涼食物，氣候變化之際注意保暖，做好自我情緒管理，並調整生活步調，規律作息，對緩和偏頭痛有一定的效果。

二、緊縮性頭痛：又稱肌肉收縮型頭痛，其發生通常與情緒、壓力、工作環境、職業性質等相關，此持久性頭痛常發生在長期壓力、情緒緊張或焦慮的人身上，這也是忙碌的現代都會人士最常見的頭痛類型之一；女性朋友發生的比例比較高；還有抗壓力低，自我要求高，或追求完美主義者，更容易罹患緊縮性頭痛。

多為脹痛性、壓痛性或束緊感之痛法，也會伴有頸部不適感，或是失眠、容易緊張、胃痛、腸胃不適、食慾不振等疾病。長期處於緊張狀態、有憂鬱症傾向，或是長期採固定姿勢的人，例如經常伏案工作、工作壓力大或快步調之工作，及工作需久坐久站需長時間盯住電腦者也會出現此類型頭痛；如果再加上容易緊張、性喜鑽牛角尖、好勝心強者，就可能一再發作緊縮性頭痛。憂鬱症及躁鬱症者，發生頻率也比一般人高。

要一直教育自己：放輕鬆！放輕鬆！遇到事情要有急事緩辦的智慧，工作時間要有間歇性的停頓，休息五至十分鐘，伸伸懶腰，活動一下筋骨，減低焦慮、緩和緊張，就可以減輕這類的頭痛。早上十點三十分，下午三點三十分左右，如能起身甩甩手、做做體操，只要十分鐘舒展筋骨，活動關節，頭痛發生率可會大大降低，並能防治腰痠背痛、眼睛疲勞，及脊椎側彎等現象。

三、叢發性頭痛：疼痛通常會集中在一側眼眶周圍或是顳側，即太陽穴一帶。疼痛強度不弱，發作有其週期性，發作時常併見同側的眼結膜充血、流眼淚、流鼻水、額頭及臉龐腫脹等症狀；這類型頭痛不同於前兩種，以男性比例較高，尤其最容易發生在吸菸族身上。要緩和叢發性頭痛，首先就是要少抽菸、戒菸。

四、三叉神經痛：三叉神經痛較易發生於四十歲以上的人身上，以女性為最，多為單側性。三叉神經是我們頭部的大神經之一，它有三條大的分支，從上而下約略分布在前額、面頰及下巴，口腔內的感覺也是多由它來傳導，而三叉神經痛就是這些部位的感覺異常所引起，這幾條分支將其所管轄範圍內的各種感覺傳導到大腦，部位明顯侷限在三叉神經的分布區域上。

這種疼痛相當難受，有人因而茶飯不思，也會被誤以為是牙痛。三叉神經痛有一個很特殊的現象，就是它可以在某些情況下被誘發出來，例如碰觸到臉上的皮膚、刮鬍子、咀嚼、打哈欠、說話、刷牙、臉吹到冷風等，有的甚至一笑就會引發疼痛。通常它一次痛個幾秒鐘，但是會反覆出現，每次發作的時間也因人而異。

五、腦腫瘤頭痛：

有別於前述的頭痛，多是神經或是壓力所引起，有些頭痛是疾病造成或因為腦部受傷所致，這種頭痛對生命也較有威脅性，腦腫瘤就是一例。大腦中因為長腫瘤，引起腦壓上升，壓迫腦膜引發頭痛，通常是鈍痛、漲痛，而且會逐漸加重，如果躺下或是咳嗽會使頭痛加劇；痛的時候通常會伴隨嘔吐、視力模糊，還可能引發癲癇、肢體麻木無力。若不及時治療，顱內壓持續升高會導致意識障礙、嗜睡，甚至昏迷或死亡。

腦腫瘤也可能引起局部神經系統缺損，因所在腦部位之不同，會出現不同症狀，例如半身不遂或知覺障礙、額葉症候群（人格改變、脾氣暴躁、失控與退化）、語言障礙、構圖性失用症、認知及定位異常、平衡障礙、癲癇、內分泌失調、三叉神經痛、顏面神經麻痹、聽覺喪失及耳鳴、吞嚥困難、聲音沙啞……等等，如果頭痛伴有這些不同症狀，應及早找腦專科醫師進行診斷及治療。

六、高血壓頭痛：

有高血壓的人也會引發頭痛，頭痛症狀常發生在清晨，低頭或閉氣用力可能使頭痛的情況更明顯，如果血壓突然升高也會引起持續性頭痛。

因為高血壓以中、老年人居多，但已有年輕化之趨勢；因與血壓的高低有直接關係，當頭痛之際，測量、記錄自己的血壓值，經過短時間觀察，就可以知道是否為高血壓所引發。要減輕高血壓性頭痛，最根源的方法就是使血壓維持在水平之內。

七、其他疾病性頭痛：頭痛原因多而複雜，臨床上已知有許多疾病會引發頭痛，除腦瘤、高血壓之外，腦中風或中風之前兆、蜘蛛膜下腔出血、腦部感染化膿、腦膜炎，甚至糖尿病也會引起頭痛。糖尿病者血糖低就可能產生頭痛；腦部出血使顱內空間變得擁擠，腦壓也會升高而引發頭痛，這種頭痛或可以預測中風，但也有與中風同時發生者。

蜘蛛膜下腔出血典型的臨床表現，為突然發生嚴重的頭痛及頸部僵硬，並可能伴隨意識喪失、噁心、嘔吐、局部神經異常。而腦部感染化膿成膿瘍引起頭痛，發病較快且多伴有發燒或白血球增高的現象。至於腦膜炎引發頭痛，會發燒並有全身性感染的症狀。這些病因不同的頭痛，各有其危害性，一旦疏忽很可能會失去治療先機，導致生命危險。

八、頭部外傷的頭痛：外傷如撞擊、挫傷、跌摔、車禍等外力引起顱腦傷害，當下或許沒什麼症狀，但可能引發頭痛，其中常見的慢性硬腦膜下血腫，常發生在輕微頭部撞擊三週之後，有時甚至在兩、三個月之後才出現症狀。因離事發時間已有一段時間，很難明確記憶或敘述發生之情況。

臨床上之特徵，年輕者常有腦壓上升之症狀群，如頭痛、嘔吐、意識障礙或半側麻痹、知覺障礙、失語症等表現；而老年常見精神症狀，如性格變化、全身乏力、記憶力減退，因症狀是漸進的，容易被忽視，應特別注意。

靠電腦斷層攝影診斷可以十分明確，應及時處理，恢復至正常功能的機率可高達百分之八十以上。通常老年人、酗酒者、癲癇患者，以及有血液凝固疾病，有出血傾向的人較好發。

九、其他因素頭痛：我們生活在亞熱帶地區，氣候特徵也會導致頭痛，專科醫師常會提醒夏天要小心頭痛上身，為什麼？因為夏天的高溫、悶熱潮濕、颱風風雨、天氣驟變，都可能會誘發頭痛或是使頭痛程度加重。

同時，在炎夏酷暑人體水分蒸發快，如未及時補充，或是長時間待在冷氣房，可能因此缺水，使腦脊髓液也隨之減少，顱骨和腦組織的間隙因此加大，當體位變化，尤其是站立時，或是時蹲時站之際，腦組織因輕度下沉或震動，而出現頭痛症狀。應適時補充溫熱水，減輕症狀，千萬不要在這個時候喝冰水，會使頭痛加劇。

以冰品，如冰淇淋、剉冰、冰鎮飲料來消暑，會使頭部和面部的肌肉、血管瞬間收縮，神經產生放射性疼痛，造成急促的頭痛，這就是所謂的「冰淇淋頭痛」，又稱大腦凍結、冷刺激頭痛，雖說一瞬間就過去了，但如果經常反覆發生，容易導致血管障礙，嗜食冰冷的頻率越高，冰淇淋頭痛發生的機率越高，有頭痛困擾的人最好少食飲冰品。食用冰冷食物時，放慢速度，不要大口吞嚥，先在口中停留一會兒，使其溫度被神經所適應再吞下，也是一種有效的方法。但能避免過食冰冷，對健康還是比較好。

經脈性頭痛

人體是一個完整的有機體，各部組織、臟器之間，從體內臟腑以至體外的皮膚、肌肉、筋骨等，都有緊密的聯繫，彼此間的聯繫者就是經脈和經絡，這是人體氣血營衛的運行路徑，其中又以「十二經脈」為經絡組織的主體，對全身循環及代謝起著重要的作用。

中醫學所稱之五臟六腑，非僅指解剖醫學上的內臟器官，包含了十二經脈運行的表徵，這也就是傳統醫學的人體組織基礎架構。十二經脈，主導著所屬絡器官的氣血運行，調節身體各部位的氣血供給，因能「決死生、處百病、調虛實」，所以不可不通。

一旦某一條經脈運行障礙，氣血不通，就可能誘發頭痛；雖然十二條經脈並非條條通大腦，但經脈彼此間有互為陰陽表裡之關係，所以任何經脈不暢都可能招致頭痛。十二經脈中循行過頭面部的有：大腸經脈、胃經脈、小腸經脈、膀胱經脈、三焦經脈，以及膽經脈，都是屬表之經脈；因表裡互為影響牽引，週而復始，與之配對的經脈依序分別為：肺經脈、脾經脈、心經脈、腎經脈、心包經脈，以及肝經脈。它們都有可能引發頭痛：

一、大腸經脈性頭痛：常起因於飲食不當、消化不良、不適當的排便習性、缺乏運動及情緒因素等，以前額頭痛、眼眶內側痛，及牙齒、牙齦痛為明顯症狀。因與肺經脈配對，如外感風邪、感冒咳嗽、氣喘痰積、發燒、上呼吸道感染發炎等，也可能引發頭痛。舒緩的穴區以目內眥區、鼻側迎香穴區及嘴邊地倉穴區為主。

二、胃經脈性頭痛：胃為水穀之海，是供給五臟六腑營養素的根源，如果飲食不當、消化不良、營養失調，都會影響胃經脈之氣血運行與供給，隨著經脈之循行會導致頭痛頭暈；甚至哺乳婦脹奶、餵奶都會引起頭痛。同時脾、胃互為陰陽表裡，脾臟統血、運化水穀的「氣機」，並司管人之意識，一旦碰上情緒變化、意識混沌等情緒、心理之失調，也都會令人頭痛。此類頭痛以偏頭痛為多，可以雙手指腹按摩頭維穴區，或以溫熱毛巾敷太陽穴區，或用梳子由太陽穴區稍微加力、往腦後緩和地梳五十至一百下，使氣血流暢，提供充分血氧到頭部，可紓解頭痛。

三、小腸經脈性頭痛：小腸是人體消化與吸收的主要器官，如因食物耐受不良或過敏、食物藥物中毒、焦慮、消化道收縮頻率異常，會導致腹瀉，並併見腹痛、頭痛。與小腸經脈配對的心經脈，除了與血管健康、血壓、養分、氧氣、廢物的輸送與代謝相關之外，還主管大腦（精神）的活動，調節不當或生病變，即引起頭部不適。此頭痛以耳前後、額顳區為明顯，並常伴有肩頸痠痛、肩膀僵滯，可以按摩耳前耳門、聽宮、聽會三穴減緩痛感。

四、膀胱經脈性頭痛：膀胱經脈流布十分廣泛，自目內眥開始循行，經過額、頭部、後項、背部、腰、下肢等，膀胱是人體水分代謝最主要的器官，同時又影響神志狀態。互為陰陽表裡的腎經脈，是機體藏精所在，主管生殖、生育，及其他內分泌系統；汗尿不暢，水分積滯，令肢體浮腫，也會引發頭痛；腎陽氣虛，精髓不固，性功能失調，除會造成陽痿、遺精、腰膝痠軟、耳鳴目眩之外，最常併見頭暈頭痛。其頭痛區以腦後、巔頂、額頭為明顯，嚴重者甚至全頭發痛；舒緩的要穴，以頭上五行穴為主，以指腹或按摩器施按，或由前額往後梳髮，或是刮痧；同時，腳底湧泉穴區，及腳內踝後凹陷處的太溪穴區，都是從遠端治療頭痛之即效穴。

五、三焦經脈性頭痛：三焦泛指上焦（心、肺為主）、中焦（脾、胃為主）、下焦（腎、膀胱為主）；三焦經脈調節人的元氣，推動臟腑循環及新陳代謝；其氣血循環有障礙，表示機體循環或代謝失調，此與腦部功能相關。互為陰陽表裡的心包經脈，關係著心血管及心臟周圍組織之健康，兩者相互影響，若妨害到腦部血液及氧氣之供應，就會導致頭痛。此頭痛以耳後及後腦區最明顯，舒緩要穴以耳後角孫、顱息、瘈脈等穴區為主。

六、膽經脈性頭痛：膽負責膽汁的儲存與分泌，調節腸道酸鹼值，活化消化酵素，扶助消化吸收等功能。肝臟主要負責藏血和疏泄，互為表裡之肝、膽兩經脈與消化、吸收、解毒、儲存等功能密不可分，其中某環節出狀況，即會導致肝氣鬱結、消化失調；同時肝主魂、膽主魄，一旦失守則情志疏泄有礙，表現落寞、失神、食慾不振、胸脇悶痛、驚怯惶恐、煩躁不安、失眠多夢，而頭暈目眩、頭痛亦是主症候之一。此頭痛以頭兩側至項後，及太陽穴區下耳前一帶為明顯，重要之減痛按摩穴，兩側痛按陽白、頷厭、目窗、正營、承靈、率谷等成弧狀帶穴區；腦後則按枕骨一帶；耳前則按眼尾的瞳子髎及耳前三穴一帶。

七、任督二脈性頭痛：督脈循行於身體背面正中，沿著脊椎自尾骶部逆行而上，穿過頭部中線，至鼻端入口止於牙齒牙齦相接之處；有總督領身體諸陽之意涵。任脈則循行於身體正面中線，自肛門前會陰穴起點，直線上行到下唇唇溝正中凹陷處的承漿穴為止；二脈前後相呼應，與腦、髓、骨、生育、內分泌等器官組織功能密切相關。不通暢則出現癲癇、聾啞、頭痛、脊柱強直……

等症狀，其頭痛區以頭中線最明顯，嚴重者由中線向四周擴散，而及於全頭痛，紓解疼痛即效穴，即頭中線之上星、囟會、前頂、百會、風府、啞門等一帶狀穴區，平時即可以指腹或按摩器具由額前往頭後梳，或輕輕刮痧，來保健其氣血循環，降低頭痛發生率。

防治頭痛靠平時

國際頭痛協會將頭痛分為兩大類：一次性頭痛，其中緊張性頭痛與偏頭痛占約百分之八十；以及二次性頭痛，其中感染、頭部外傷、血管性疾病占約百分之七十。

淺面上看來，二次性頭痛比一次性頭痛危險，但即使是一次性頭痛，也可能由嚴重的機能障礙所引起，比如多功能衰竭引起的頭痛。

生命品質低的患者，這種病況是屢見不鮮，「蘋果」創辦人史帝夫‧賈伯斯，在進手術室時，才發現自己有一本書沒有讀完，書的書名是《健康人生》。生命品質與經濟能力未必成正比，世界首富往往無暇照顧自己的健康，年輕時花健康賺錢，老了花錢買健康，但再多的財富也買不了健康，生命意義又何在？

中國史上最長壽的皇帝清乾隆皇帝（西元一七一一年九月二十五日～一七九九年二月七日，享年八十八歲），他提倡養生十常：「齒叩、津嚥、耳彈、鼻揉、眼運、面搓、足摩、腹揉、肢伸、提肛」，這些簡易的保健動作，都是從顏面及肢體來維護健康，看似稀鬆的動作，在在都能強化人體的中樞神經系統及經脈經絡系統，可以透過這十常，促進腦脊髓、中樞神經系統、自律神經系統、周圍神經系統及網狀賦活系統的功能。這些神經網絡各司其職、正常運作，頭痛就不容易上身；只要持之以恆，習之以常，自能活出自己，活出健康。

預防頭痛小撇步

遠離頭痛，必須自己要先有積極作為。造成頭痛的原因，不少是習慣病所引起，從日生活著手調整，頭痛的夢魘才能就此遠離。

一、強化體能：適度適量運動，維持優質體能，增強抵抗力，提升免疫功能。並多做臉部運動，如大大張口、擠眉弄眼、揚眉睜眼、瞇眼皺眉、開闔下巴、左右歪嘴、扮鬼臉等，可活化臉部三叉神經與動眼神經等。

二、生活步調調整：要有充分的睡眠，並注意睡眠姿勢，平躺可以讓肌肉充分放鬆，才能獲得真正的休息，提高抗壓力和適應力，降低頭痛機會。隨時自我放鬆，檢視自己是否不自覺處於緊張狀態，包括精神緊張、肌肉緊張、心理緊張等。

三、食飲管理：三餐要定時定量，避免暴飲暴食或餓過頭。攝食要均勻，營養要均衡，不宜偏食挑食。少喝酒、不宿醉、不酗酒。少抽菸，尤其避免在密閉空間或冷氣房裡抽菸。不過食含咖啡因之飲料、巧克力、熟起司、花生醬，以及含硝酸的醃漬品、味精等。避免過度嚼咀或好食堅硬食物，讓頰肌和咬肌放鬆。吃冰淇淋、冰棒、剉冰等冰品，不宜大口急吃。不濫服成藥。

四、端正姿勢：正確坐姿和站姿，隨時提醒自己抬頭挺胸，不彎腰駝背；頸部不要彎低太久，或長時間滑手機當低頭族；並注意呼吸調氣，深呼吸有助獲取更大量的氧氣，提供更多血氧至腦部。

五、日常習慣調整：維持環境整潔、安靜，避免吵雜。避免髮箍太緊，或頭髮綁得太緊，使頭皮長期緊張或繃緊。有頭痛宿疾者，少擦香水、少用加香料的清潔用品。洗頭時保握機會進行頭部按摩。多安排休閒活動，走入陽光接近大自然。有便秘者，排泄時避免全身施力過猛。

六、有效保護頭頸部：冬天加強保暖頭部和頸部，泡熱水澡，熱敷頭部；避免寒風直吹。酷熱高溫季節，可以冷敷頭部及頸部，但不宜直接對著冷氣出風口緩和悶熱；並非人人適合沖冷水澡，氣血虛弱、有心血管疾病，或是冬季，都不適宜。

吃熱粥覆被讓汗發

中國秦漢時代，沒有X光、電腦斷層掃描（CT掃描）、正子造影（PET）等尖端診察器材，但在漢朝醫學經典著作《傷寒論》中，醫聖張仲景即能在其闡述外感熱病治療的規律中，明確分析脈搏跳動的「浮」、「和」、「浮緊」、「浮數」、「浮弱」狀況與臨床診治的關係，這與西方醫學強調各種疾病治療和治療方針理論——靜脈回流心臟要順暢是相吻合的，可見早在秦漢時代，張仲景即有精闢的解剖學概念。

《傷寒論》中，治療頭痛的藥方即有十二方，其中，張仲景甚為推崇，堪稱天下第一湯的桂枝湯，包括桂枝湯的特殊服法也是療程的一環。服完桂枝湯之後，再追加熱稀粥來助藥力，並全身覆蓋薄被，讓汗出，汗一出則頭痛癒，人就舒爽了。其訣竅是：「偏身漐漐微似有汗者益佳，不可令如流漓，病必不出，若一服汗病差，停后服，不必盡劑。若不汗更服。」

桂枝湯（藥方索引39）主要功效是改善肝臟與小腸的循環，均勻分布營養狀態，促進頭部與胸腔的血液循環，提升右心房血液回流（準備輸給肺臟）與左心室血液輸出（準備輸給全身）功率，取科學中藥藥粉二～三公克，每三小時服一次，每天平均四～五次。配溫熱開水，先在口中快速漱口幾次再吞下，這對一般性頭痛，尤其是輕度上呼吸道發炎、輕症三叉神經性、自律神經性頭痛都見效。亦適合素有頭痛，長期服用止痛藥者。如果是感冒性頭痛，則適合人參敗毒散（藥方索引6），殺菌力高，排毒速度較快，並增強免疫功能。

如果選用科學中藥得法，配合個人生活起居、運動休閒調節，取代西藥止痛劑的可能性大增，澈底治療頭痛有望，並保護肝腎，生命品質自能加分。

舒緩酒後頭痛

臨床上治療酒後頭痛，筆者並不主張服用葛花解酲湯（藥方索引59），因為它會讓酗酒族自我感覺一時酒量變得更好，更不容易喝醉，如此一來反添危險性。所以，醒來頭痛的嗜酒族，如果是飲酒過量，則處方改以葛根加半夏湯（藥方索引60），並建議早餐吃熱稀飯、葱蛋，之後再吃生薑瀉心湯（藥方索引25）。若服食科學中藥，三公克就可以，連服三天；如果酒沒喝多少醒來卻頭痛不已，則適合烏梅丸（藥方索引42）與半夏瀉心湯（藥方索引52）。

失傳了二千年的老祖宗養生常談：

夏不睡石，秋不睡板。春不露臍，冬不蒙頭。白天多動，夜裡少夢。睡前洗腳，勝吃補藥。晚上開窗，一覺都香。貪涼失蓋，不病才怪。早睡早起，怡神爽氣，貪房貪睡，添病減歲。夜裡磨牙，肚裡蟲爬。一天吃一頭豬，不如床上打呼嚕。三天吃一隻羊，不如洗腳再上床。枕頭不選對，越睡人越累。先睡心，後睡人，睡覺睡出大美人。頭對風，暖烘烘；腳對風，請郎中。睡覺莫睡巷，最毒穿堂風。睡覺不點燈，早起頭不暈。要想睡得人輕鬆，切莫腳朝西來頭朝東。

養生導引按蹻

頭痛：隨機選穴止頭痛，把關腦戶護全頭。步驟如下：

一、確定頭痛的區域及症狀，依據內文所示，選擇適當的穴區，進行按摩或刮痧；力道以個人能承受之限度為量，不宜竭力無限制，以不傷組織為原則。施以刮痧者要確保器具清潔。

二、全面性保養壓按強間及腦戶。兩手大拇指同時壓搓強間穴（後髮際上四寸）、往下推壓到腦戶穴（後髮際上二・五寸），緩緩調息，逐漸用力，呼吸調息共十回為一程。頭痛頻率高者斟酌延長按摩時間。

三、加強保養加按玉枕穴（腦戶穴左、右旁開一・五寸），以兩手大拇分別按壓。緩緩調息，逐漸用力，呼吸調息共十回為一程。頭痛頻率高者斟酌延長按摩時間。

養生效果

激活枕骨的板障靜脈、導靜脈及腦幹，可以漸漸改善頭部血液循環，促進腦靜脈血的回流，紓緩頭痛症狀。

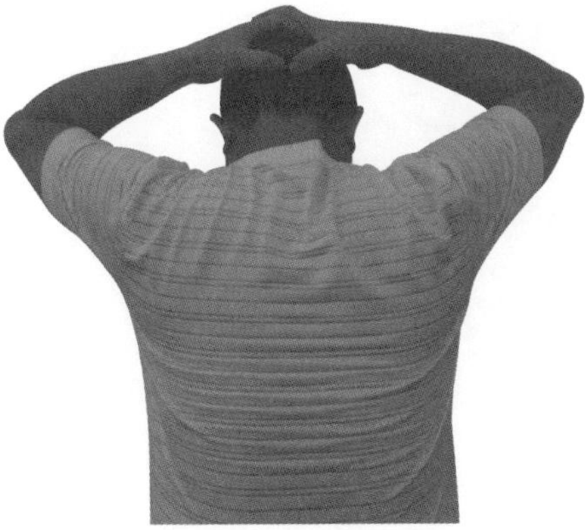

圖 14-1 雙手大拇指指端壓按強間穴，紓解頭痛。

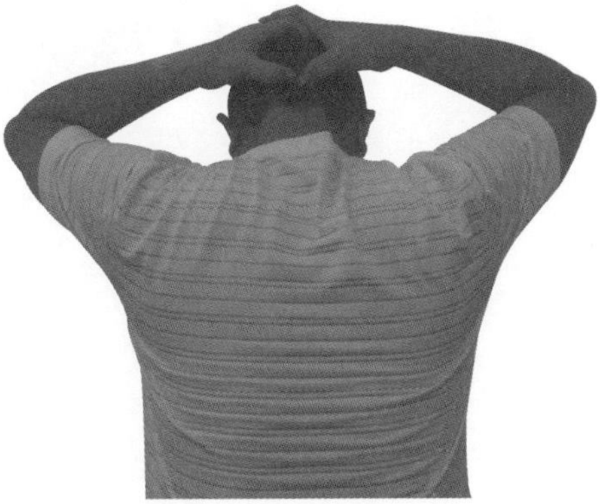

圖 14-2 雙手大拇指指端壓按腦戶穴，紓解頭痛。

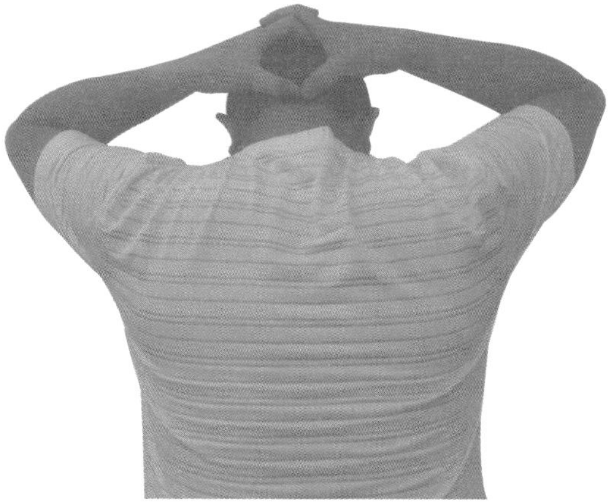

圖 14-3 雙手大拇指指端壓按風府穴，紓解風邪頭痛。

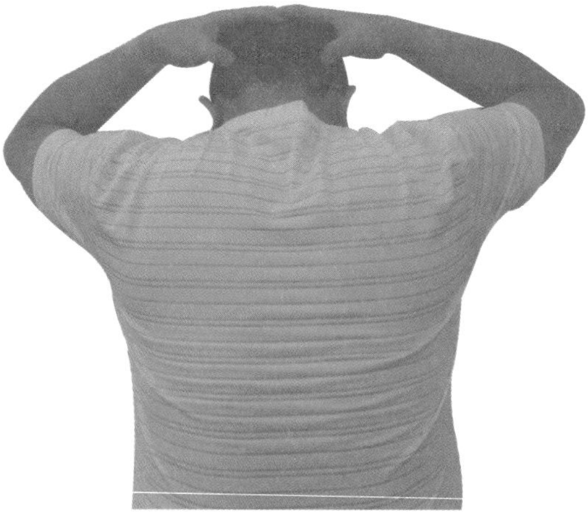

圖 14-4 雙手大拇指指端壓按玉枕穴，改善頭部血液循環，紓解頭痛。

眼睛不適

*智慧語：炯炯有神眼精采，眊眊無神精氣散。

眼睛繫神魂

人自睡眠中醒來，是因為腦幹的網狀賦活系統通知大腦皮質，大腦皮質再通知小腦與腦幹等組織，自此開啟一天的活動序幕。在此先自我做個小小檢測，醒來的時候，還沒張開眼睛前，稍微用力緊閉眼睛三、五下，感覺一下眼睛有何反應，會不會有搔癢感？出現痛或不舒服？還是有其他不舒服的反應。

如果睡眠品質好，睡眠時間充足，經此檢視動作，眼睛不會出現不舒服感。假使不舒服，即使只是些微程度，也表示睡得不好或睡得不夠。時間允許的話，再賴一下床、小睡片刻，讓眼睛閉眼時不再覺得痠或痛，就可以起床了、較不會睡眼惺忪，一副沒睡飽的樣子，更重要的是，視網膜、視神經能得到最好的養護。

十二經脈中，其循行路線與眼睛有關係的有大腸經脈、胃經脈、心經脈、小腸經脈、膀胱經脈、三焦經脈、膽經脈、肝經脈等八條經脈，關係最密切的是心經脈與肝經脈。心經脈起於心中，出屬心系……其支者從心系上挾咽繫目系；肝經脈起始於大趾叢毛之際……循喉嚨之後，上入頏顙，連目系。眼睛是靈魂之窗，心主神，肝主魂，心肝寶貝，神魂顛倒，全繫於眼睛。

認識眼結膜

結膜為一層堅韌、光滑而透明的薄膜，緊貼於眼瞼內面，並翻轉覆蓋於鞏膜（白眼仁）表面。結膜有助於防止異物和感染對眼球的損害。結膜按所在部位，分別為瞼結膜、球結膜、結膜穹隆。

瞼結膜襯覆於上、下眼瞼的內面，與瞼板緊密結合，固定不動。除了瞼板上面外，所有結膜組織皆是蜂窩性組織，結膜易於移動，故有助於眼球運動。球結膜覆蓋在眼球的前面，在近角膜處，漸漸變為角膜上皮，在角膜緣處與鞏膜結合緊密，其他部分連接疏鬆容易移動。

球結膜極薄而透明，能透見結膜下血管，甚至鞏膜表面血管。結膜穹隆位於瞼結膜與球結膜互相移行的部位，反折處形成結膜上穹和結膜下穹。當上下眼瞼閉合時，整個結膜形成囊狀腔隙，就是結膜囊。

從眼觀病

眼瞼結膜不像外表眼瞼那麼容易看清楚，上眼瞼在目內眥部分，會因年齡增加而逐漸增厚，如果明顯浮腫且顏色不同於周圍膚色，多是血脂肪值過高的表徵。有些浮腫嚴重者，好像是塊小贅肉掛在眼瞼上，這已警告我們，要節制攝取高脂多油的食物了！

膀胱經脈起始於目內眥，胃經脈起於鼻之交頞中；膀胱經脈除了反應貯藏和排泄小便之功能外，也與「飲」的問題相關，即體內水分的流洩出狀況，則可能導致衝頭痛，使頭不舒服，以及目似脫，眼睛不舒服，眼神無光好像神已脫出。

胃經脈則與大便排泄及「飲」相關，只要排泄不暢，臉部肌肉會僵硬，如「積屎臉」、「臭臉」，更嚴重的會因血液上輸顏面部不流暢，腦部的神經與內分泌控制失調，使臉色黑黯無光，如印堂發黑、面色如土，而且，目內眥凹陷的區域顏色變黯變黑，好似瘀青一般浮現黑影。

在此情況下，調整飲食習慣是當務之急，仔細推敲，不外乎酒色不拒、風寒暑濕過度等因素，不宜繼續過勞、鬱卒、熬夜工作或玩樂不眠。要讓膀胱經脈、胃經脈暢行無阻，眼睛的症狀就可改善。

與眼相關的經脈

中醫所論的經脈與解剖上的動脈靜脈血管，兩者無法劃上等號，但是彼此各具錯綜複雜的生理作用及近似的生理循環功能，更能體會經脈循環的功能，以掌握其動病、生病的診治方針與效益。

肝經脈「循喉嚨之後」、心經脈「上挾咽」，肝經脈與氣管關係密切，心經脈與食道關係密切，這之中意味著肝經脈與呼吸及外界空氣的關係，會呈現在臉部的「嗌乾、面塵脫色」；心經脈與食道及營養的關係會呈現「嗌乾、心痛、渴而欲飲」及「目黃、脇痛」等病徵，儘管肝主目，眼睛黃與肝關係最密切，可是心與肝的標本選擇，就從吞嚥的「嗌」開始。

嗌乾與痛，是比較會厭部分的順暢與否：嗌痛下巴腫，是小腸經脈問題；嗌乾，又喉嚨不舒服，是三焦經脈問題；嗌乾、心痛、渴欲飲，是心經脈問題；嗌乾又臉色不好，是肝經脈問題。嗌乾，又口熱舌乾及心痛，則是腎經脈問題。

十二經脈所衍生的病症，在臨床上可參合眼睛、耳朵、鼻子、口腔諸竅觀診，現象包括：

一、肺經脈病「咳，上氣，喘喝，煩心，胸滿」是呼吸道方面問題。

二、大腸經脈病「目黃，鼽衄，口乾，喉痹」是排泄方面問題。

三、胃經脈病「鼽衄，口喎，脣胗，頸腫，喉痹」是納食消化吸收問題。

四、脾經脈病「食則嘔，舌本痛，黃疸不能臥」是造血、統血方面問題。

五、心經脈病「目黃脇痛」是血液循環問題。

六、小腸經脈病「耳聾目黃頰腫」是營養吸收及分布問題。

七、膀胱經脈病「癲疾、頭囟項痛目黃淚出」是泌尿方面問題。

八、腎經脈病「目盳盳如無所見，心如懸若饑狀。氣不足則善恐，心惕惕如人將捕之，是為骨厥。是主腎所生病者，口熱，舌乾，咽腫，上氣，嗌乾及痛，煩心，心痛，黃疸，腸澼」是內分泌問題。

九、心包經脈病「心中憺憺大動，面赤目黃，喜笑不休」是精神情志方面問題。

十、三焦經脈病「目銳眥痛，頰痛」是情緒方面問題。

十一、膽經脈「口苦，善太息，頭痛，頷痛，目銳眥痛（瞳子髎），缺盆中腫痛」是生活步調方面問題。

十二、肝經脈「嗌乾，面塵脫色」是營養吸收分布及排毒問題。

眼睛顏色

比較臉色與眼睛眼白部分的顏色，可以評估病因及病程發展。

臉色比眼睛顏色差，多屬肝經脈問題；眼睛黃，比臉色整體觀不好，是心經脈問題大。肝經脈問題大要從均衡攝取營養著手，心經脈問題則要著重於呼吸的空氣品質及提高肺呼吸效應，改善生活環境與呼吸品質，戒菸及拒絕二手菸，增加運動與活動，可強化心肺功能。由於要增強體力，也需顧及營養補充與均衡，兩者互為需求，互為補強，是以消肝火與調心氣補血虛同時都要顧及。

眼睛明顯出現黃色，與大腸、脾、心、小腸，及腎、心包等多條經脈可能都相關，嚴格來說，脾、腎影響意志，心、腎關係神志，眼睛黃就是眼球結膜混濁不清澈，與間腦（視丘）大腦皮質的關係最直接，一切源自於思考，才會顯之於生活行為，才有眼黃的結果。生活規律，作息有常，出入有章法，腦心身體正常運作，出現眼睛黃濁、臉色灰黯的機率就大大減少。

養護眼睛

臉色比眼睛色澤差，多併見疲憊、倦怠、注意力散失、各種效率都降低，最適合的代表藥方就是參耆湯，取黨參、黃耆、當歸、紅棗、枸杞子各一錢，加三碗水煮成一·五碗（藥方索引44）溫熱、少量酌飲。臉色明顯蒼白無血色或蠟黃的人，夏天可以再加粉光參一錢，冬天則改加龜鹿二仙膠一錢；常熬夜、日夜顛倒，需值大夜班的人，加白芍三錢，煮成一·五碗後先撈棄藥渣，另加麥芽糖三錢，或優質蜂蜜一錢，拌勻後服飲。可以滋補養分，消除疲勞，改善視力模糊、眼睛疲勞痠澀。如果不方便煮湯藥，可改買科學中藥小建中湯（藥方索引11），熬夜工作前及工作結束後，各服二～三公克，比市售滋補品、營養品更具長效。

治眼睛冒火

火氣大，而眼睛黃，即調理心經脈，古人稱之為「脾胃火熱」、「三焦火大」、「心火上炙」，最代表的方子是三黃湯（藥方索引9），取大黃、黃芩、黃連各一錢，加二碗水煮成一碗，當茶酌飲；口渴嚴重的再加黃柏、梔子、石膏各一錢。通常，眼白黃而眼睛痠澀，火氣很大，有嚴重口臭、尿色黃、口破唇腫、唇色紅絳，常是暴飲暴食族。上揭看似平常無奇的中藥，確實可以幫助消化吸收排泄的運作，也可以令人心情放鬆、舒壓解鬱、消除疲勞。白天按此服用，晚上加班忙碌的人，再加粉光參、桔梗、薑半夏各一錢。

治紅眼睛

眼睛紅赤，屬低頭族者，熬夜通宵玩電動、滑手機者宜八正茶，大黃、瞿麥、木通、梔子、滑石、甘草、扁蓄、梔子、竹葉、燈心、蔥頭各一錢，加三碗水煮成一碗（藥方索引7）當茶酌飲，紅赤越嚴重者就多喝。

眼睛紅赤，屬勞心族，則要七寶茶（藥方索引4），當歸、赤芍、大黃、麻黃、荊芥、黃連、梔子各一錢，加三碗水煮成一・五碗，當茶酌飲，特別是晚上熬夜工作者則加量喝。

眼紅若有若無，心氣虛體弱，與上述二族不盡相同，因為他們不論玩樂或勞碌工作，吃喝量會較大，才有能力體力熬夜不眠。體弱或下元虛憊、手腳冰冷的人，經常恍惚失神，適合補虛茶（藥方索引50），粉光參、茯苓、白附子、續斷、遠志、菊花、甘草、桔梗各一錢，加四碗水煮成二碗，去藥渣加蜂蜜或麥芽糖拌勻，當茶酌飲。

紓解眼睛痠澀

手腳冰冷、眼睛疲憊痠澀不堪，適合補眼茶（藥方索引49），枸杞子、芡實、五味子、東洋參、熟地、肉蓯蓉、菟絲子、當歸、乳香、川椒各一錢，加四碗水煮成一碗，當茶酌飲。不喜辣味者可去掉川椒。

不論症狀是眼黃、眼紅、眼澀、眼痠痛……，除非是近視、遠視、散光等需輔助以眼鏡矯正視力的疾患，只要不是眼睛疾病讓眼睛感覺不舒服，多半起因於生活習慣不良、生活品質低下。按摩與中藥茶飲可以疏解不適，但都是救一時之急；治本之策，還是要從改變生活習慣做起，不晚睡，晚上十點半～十一點以前上床，早上起來多運動，安排遊山玩水踏青，看綠樹、走樹林、看遠山，舒壓兼放鬆眼睛與身心。

調整飲食，紓解眼睛痠澀

食飲方面最重要的是營養均衡，切忌過飽或過餓，六七分飽即已足。必要時採取階段進食法，少量多餐多變化，晚餐減少攝取高熱量食物，早餐則要豐富，讓三高（血脂肪、膽固醇、血壓）維持水平，就可以讓眼睛清澈、心情愉快，眼瞼浮腫、眼睛痠痛、眼色異常的現象多會不藥而癒。

至於該吃哪些食品有益於眼睛保養？對眼睛有益的營養素如下：

一、維生素A：可幫助光敏感色素的形成，缺乏時眼睛對黑暗環境的適應能力減退，會罹患夜盲症、乾眼症及角膜軟化症。多攝取動物肝臟、魚肝油、奶類和蛋類，蔬果如胡蘿蔔、番茄、紅莧菜、紅鳳菜、青椒，黃色水果如柑橘類、杏桃、柿子等含量也頗高。

二、維生素B群：缺乏時容易畏光、視力模糊、流淚。糙米、胚芽米、蕎麥、薏仁、全麥麵包等全穀類，及肝臟、瘦肉、酵母、牛奶、豆類、綠色蔬菜等，都富含維生素B群。

三、維生素C：缺乏時容易患水晶體渾濁的白內障。攝取各種新鮮蔬菜水果，如黃瓜、綠花椰菜、萵苣、芭樂、奇異果、檸檬、柳丁、橘子、草莓等。

四、維生素E：能抗氧化，抑制氧化物、自由基破壞組織，維護眼睛水晶體、視網膜健康。多攝取堅果類（如核桃、腰果、杏仁、松子、花生……）和蔬菜果實油（如橄欖油、葵花子油、葡萄籽油……）等。

五、蛋白質：蛋白質是組成細胞的主要成分，組織的修補更新需要不斷地補充蛋白質，嚴重缺乏蛋白質時也會影響眼睛的正常視覺。蛋白質富含於如瘦肉、禽肉、動物內臟、魚蝦、奶類、蛋類和豆類等食物中。

六、礦物質：鈣質能消除眼睛緊張疲勞，排骨、魚類、蝦皮、綠葉蔬菜都富含鈣質；缺乏鋅可能導致黃斑部退化，海鮮類如生蠔、牡蠣、貝類、魚蝦都是最佳的鋅來源。

七、DHA：二十二碳六烯酸是一種多元不飽和脂肪酸，是眼睛視網膜的重要成分，也是維持眼睛健康不可缺的營養素，有助視力的敏銳度。深海魚類如鮪魚、鮭魚等都含有豐富的DHA，特別是魚眼窩的脂肪及魚油，含量更高。

養生導引按蹻

眼睛不適：眼睛四周通通按，保護雙眼視遠近。步驟如下：

一、先以手指指腹壓按一眼目內眥睛明穴與攢竹穴，及目外眥瞳子髎與絲竹空穴。

二、再換按另一眼同樣四個穴區。

三、壓按時緩緩調息，逐漸用力，力道以不傷組織為度，呼吸調息共十回為一程。應先洗淨手再按摩，以免手髒接觸到眼睛。

四、眼睛不適症狀嚴重者，眼睛周圍的穴區都適合按摩，如眉中魚腰穴、眼下承泣穴及四白穴。按摩時間亦隨症狀斟酌加長。

養生效果

促進眶上靜脈、額靜脈循環，尤益上矢狀靜脈竇與海綿靜脈竇，有助於改善眼內血液循環，維護眼睛組織健康，延緩視力退化。

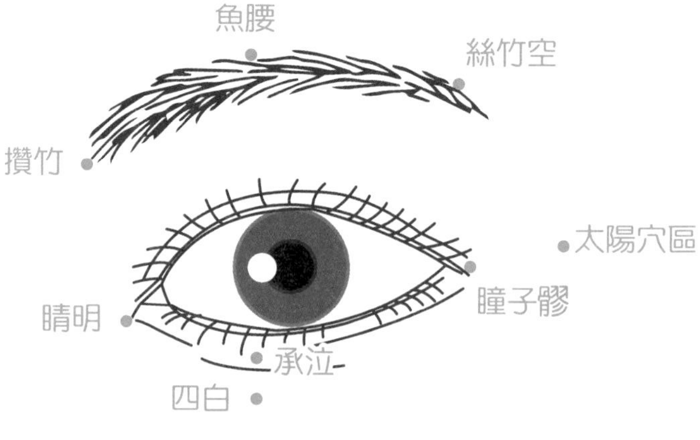

圖 15-1 按摩眼睛周圍的穴道，改善眼內血液循環，維護眼睛組織健康，延緩視力退化。

心悸與胸痛

＊智慧語：心悸胸痛別小覷，痛起閻王要人命。

心臟動能

心臟是動脈輸出血液的中樞，紅紅的血液由此分送到全身各部位。所有人體活動與神經運動，都非要心臟能跳動不可！由此可見，心臟正常運作是生命存續的關鍵，更是人要從事各種作為的先決條件。

人類的心臟位於胸腔中部偏左，體積約相當於一個拳頭大小，重量約三百五十克。女性的心臟通常要比男性的體積小且重量輕。心臟內的空腔再分為心房與心室，人類有兩個心房和兩個心室，心房接納來自靜脈的回心血，心室則將離心血打入動脈。

心肌需要安靜

心臟要跳動，但心肌需要靜態，才能接受血液滋養。心臟收縮將血液透過主動脈與肺動脈送出心臟，運行至身體各個部位，留給心肌的血液相對較少，因此在休息與睡覺時候，全身需要的血液量比清醒活動時少很多；心臟動得少，心肌才能獲得較多的血液滋養。所以，安靜、休息、睡覺，不只是為了讓腦子休息，心臟也能藉此好好地養護自己的肌肉，以為身體下一個活動儲備動能。

如果說生命的傳承是犧牲小我來完成大我，那麼心肌就像是心臟的小我，心臟以外的組織器官則是大我。所有生理行動的終結，是為讓全身的靜脈血液與淋巴液回流心臟，所有生理現象都需按部就班，公平處理，否則健康就會出毛病。

心跳快慢

正常人心臟的跳動是有規律的，是以一定的間隔、每分鐘約六十到一百次的頻率在跳動，而且無時無刻都在跳，但我們卻很少自覺它的存在。心律不整或不整脈是指心跳不正常、不規則，也就是心跳間隔的長短不同。在臨床上心跳的頻率過快或過慢，都是心律不整，這就是頻脈——心跳頻率比正常快，和徐脈——心跳頻率比正常慢。

我們覺得心臟不舒服的現象，最普遍的就屬心悸（悸動）及心律不整了。

心臟狂跳

心悸，是自己感覺心臟跳動和脈搏亂動不舒服感的總稱。心悸的人，或感覺心臟總怦怦地跳，或感覺脈搏咚咚震動，如似心臟就要從胸口跳出來一般；也有人覺得呼吸有窒息感，不同的感覺因人而異。多數的心悸患者，一直可以感覺到心臟的跳動，特別在有跳動感的時候、這也是他們為擔心的時刻，但若跳動感消失反而會更加憂慮；通常在安靜休息時悸動感特別強烈，要轉移注意力，才會忘了心悸。

頻脈也會造成心悸，始因有可能是內分泌疾病，也不排除是呼吸器官疾病。心悸的原因，其統計大致是心臟性問題占百分之四十三、精神問題占百分之三十一、其他占百分之十，不明原因占百分之十六。

其中占比最高的是心臟原因，主要有心房期外收縮、心室期外收縮、上心室不整脈、心室不整脈、二尖瓣脫垂（不一定有不整脈）、主動脈閉鎖不全、心房黏液腫、肺栓塞等。

陣發性（間歇性）的心悸，是突然間發作使心跳變很快的症狀，也算是心律不整，以心房期外收縮或心室期外收縮為多；雖然在運動後、發燒時或心臟衰竭時心臟也會跳得很快，但不會快得像陣發性頻脈時一分鐘可能跳到一百五十次以上。陣發性者是毫無預警地突然發生，又會突然間消失得無影無蹤，如果這種現象經常發生，建議找專業醫師確診。心悸亦常見於運動場上競技者，特別是需要持久力的高齡競技者；另外，咖啡、濃茶、抽菸及某些可增強心肌收縮力的藥物，也會產生心悸。

精神原因造成的心悸，會呈現出情緒不安狀態、身體化障礙與過度換氣等症候，可能單獨發生，也可能合併其他症狀。精神原因的心悸，患者通常悸動持續較長（十五分鐘以上），且多抱有悸動以外的症狀。其他造成心悸的原因可能有甲狀腺機能亢進症、藥物、酒精、胸壁的骨骼肌自動收縮、高血壓、高血糖……等。

大部分的心悸患者，不會有嚴重的不整脈及器質性心臟病，偶爾出現良性的心房或心室期外收縮，如果患者擔心的話，醫生多會給予脈率藥等遮斷藥；如果是酒精、抽菸及管制性藥物造成的心悸，終止造成心悸原因物質的攝取後，都能見改善。

心臟期外收縮

心臟有個組織叫竇房結，是心跳的起點。從竇房結送出規則的刺激而使心肌收縮舒張就是心跳；但如果有從竇房結以外的地方，譬如心房，有刺激信號送過來時心肌也會收縮，而這個收縮就變成了正常以外的、多餘的心肌收縮，這就是期外收縮。可想像成這是預期之外的、額外的心跳。

期外收縮的刺激來源可分為兩種，當刺激來自房室結以上部位時，叫做室上性期外收縮；如果刺激是來自心室時，就叫做心室性期外收縮。

期外收縮在正常的心臟也偶會發生，所以心臟出現少數的期外收縮時，不一定是心臟有病。

心室頻脈

有潛在心臟異常的人，較容易發生心室頻脈，例如有心臟病史的人。這種異常必須及時治療。否則可能惡化成更嚴重的心室纖維顫動，這是可能致命的！心室只能微微顫動，泵出的血液量非常少，心室纖維顫動是心因性猝死的主要原因。如果不能在三～五分鐘內及時恢復正常心律，心臟及腦部便會受損，患者將會死亡，搶救回來也可能成為植物人。

心室上頻脈是國人常見的心律不整，遠比心室頻脈多得多。臨床常有陣發性的心悸，有時伴有頭暈、胸悶、昏厥等症狀。大多數的病人發作時沒有顯著的誘因，頻脈可以自然地終止；有些則須觸發副交感神經反射，如壓迫頸動脈，甚至需要藥物治療才能終止。

心律不整

心律不整大致有因傳導系統障礙所引起，及心臟肌肉本身所引起的兩大類。傳導系統障礙好比是發號司令的網路線出狀況或年齡大產生的老化。心跳會隨著年紀而降低，很多七十歲以上的銀髮族，每分鐘心跳約只有五十下左右，雖是心律不整，但不危險也不用治療；也有些肺活量大的運動族群，心跳常在五十下左右，也屬正常，無需擔心。

至於心臟肌肉本身有問題而造成的心律不整，則是心臟肌肉極端敏感、自動性太強，容易亂蹦亂跳。因為在心肌某些部位含有一個或一個以上的病灶，就如同非法的發電所不定時漏電一般，極容易在喝咖啡、茶，或情緒緊張、亢奮、暴怒時亂跳一通。

假使偶發跳幾下或幾秒鐘就過去，還不致造成大危急，但若連續不規則的心室期外收縮，連三跳而伴隨有昏倒、眼前發黑之症狀，那就可能造成無可挽回之遺憾！這種存在於心室本身的病灶是不會痊癒的，有的患者在終生服藥下，可控制病情；但如連藥石都罔效，有事沒事出其不意的昏一下，不幸者就會醒不過來了！

心律不整並一定會有症狀出現，而最常見的症狀就是心悸，其他症狀如胸悶、胸痛、呼吸急促、頭暈及倦怠等。嚴重之心律不整，可引發病人休克、暈厥昏倒、甚至猝死。

造成心律不整的原因很多，臨床上常見者，在病理上如心臟組織有傷疤、心臟有其他疾病、高血壓、糖尿病、甲狀腺機能亢進……等；生活上，如抽煙、喝酒過量、咖啡或濃茶，以及生活作息紊亂、精神方面壓力大；再者，時下流行的提神飲料，甚至濫用藥物、吸食違禁品如安非他命、大麻等，都會令病灶惡化，加速走向死亡之路！

亦有因服用處方藥物，或是進食膳食補充品或中草藥而造成心悸的案例。

現今心血管疾病治療的醫技和儀器都很尖端，心律不整經專科醫師檢查作心導管，或放置「永久性心律調頻器」已十分平常。拜科技進步之賜，一個心律調整器的電池都可維持十年以上，既方便且救人無限，醫生如有建議，應儘早接受治療，以免耽誤病情。

不要小覷胸痛

胸痛及胸廓壓迫感是在急診室常見的症狀，導致原因從心血管疾病到神經問題，甚至精神問題都有可能；其中致死率極高的如急性心肌梗塞、不安定狹心症、急性主動脈剝離、肺血栓塞等，是極度危急的病狀。至於自覺的胸痛部位到底是否為心臟問題，臨床上則需要經過縝密的檢查來確診。

胸痛的範圍

關於胸痛，依其疼痛區域分範圍大小，可以兩種分類來鑑別。

一、胸痛範圍如手掌大或更大範圍：可能是嚴重心臟血管方面的疾病，心尖的部位約在第四胸骨左旁開約一·五寸，心底的部位約在第二胸骨左旁約一·五寸。人體構造上，心臟偏左，然每個人的心臟大小、位置及問題部位仍不盡相同。

如果是在勞動時才出現疼痛，安靜時沒有特殊不適感，則血管栓塞機會大！未到需要接受手術治療的階段，可以服用木防已湯來紓緩，取木防已、石膏、桂枝、人參各二錢，加三碗水煮成一•五碗，三餐前各服用半碗。如果越到晚上症狀越明顯，多是心肌血虛，可在睡前追加腎氣丸或真武湯加強調理。可以自我評估起碼的病狀，假使牙關常常不自覺咬緊無法放輕鬆，表示心臟血液循環已經有相當的障礙，表面上雖屬牙關與腦幹問題為多，其實心臟已出現負荷不良的問題。除用前述藥物調理之外，早晚輪迭操作易筋經第二式與第三式，藉由「目瞪口呆」、「咬緊牙關不放寬」反覆刺激腦幹，可強化心血管循環。

身體活動或情感激動時會出現的胸痛，大致可能是以下五種心臟疾病的反射：

1. 安定型狹心症：胸骨下面有壓迫感、重壓感、灼熱感，顎、頸、腕有放射性疼痛。
2. 不安定狹心症：安靜及輕度勞動下都會出現同樣的症狀，只是勞動時症狀稍強，且持續時間較長。
3. 急性心肌梗塞：通常持續三十分鐘以上，呼吸困難、冒冷汗、有倦怠感。
4. 主動脈剝離：併發於高血壓內結締組織疾病，突然胸部劇痛向背後放射。
5. 心膜炎：發燒、心膜摩擦音、胸膜痛，在仰臥位時特別嚴重。

典型狹心症胸痛會持續二～十分鐘左右，與勞動沒有關係。安靜的時候，特別是深夜或清晨幾分鐘，胸痛症狀是冠狀動脈攣縮性狹心症，胸痛呈放射狀，出現嘔吐、冷汗，很可能是心肌梗塞，需送醫處理，送醫途中指壓勞宮穴與內關穴，可獲得一定程度的緩解。

二、胸痛範圍如指尖大小：問題可能出現在食道或氣管或胸膜，很少是心臟方面的問題，甘草乾薑湯（藥方索引22）、半夏瀉心湯（藥方索引52）都適合當平時保養劑，可紓緩胸痛，降低發作頻率。甘草乾薑湯十分簡易，取甘草、乾薑各五錢，加五碗水煮成三碗，溫熱當茶喝；半夏瀉心湯，取半夏、黃芩、乾薑、人參、炙甘草、黃連、大棗各一錢，加三碗水煮成一碗，分三次服飲。

非心臟血管的胸痛，常見的肇因有來自於肺的，如肺血栓塞症、自然氣胸；有來自於胃腸的，如食道逆流、消化性潰瘍、膽管疾病、胰臟炎等，都可能因某個因素而出現胸痛；亦有屬肌肉、骨骼問題而造成的胸痛，如肋軟骨突出、暫時局部的肋骨壓痛、頸椎疾病，以及精神神經性疾患，臨症時都須辨診清楚。

從胸痛現象觀病

不同的胸痛，有其特殊病狀之關連性，如果詳實記錄發生狀況及感覺，有助醫師判別病因。狹心症多在寒冷、吃食過量、持重物時急性發作，或在勞動及步行時出現胸痛為多。身體扭轉伸展時，出現劇烈胸背痛，可能是主動脈剝離。骨盆腔內手術或長時期安靜後出現胸痛，則可能是肺血栓塞症。飲食中及嘔吐時突然出現胸、脊椎痛，有可能是特發性食道破裂。心臟病的危險因子如糖尿病、高血壓患者，當脂質異常、抽菸習慣累積，以及以往有需血性心臟病的人，胸痛就很可能是心臟病發作。

非心臟病的胸痛，如消化道潰瘍、膽結石症，會出現從心窩部擴散到胸、背的疼痛，這種痛法，可從以往病史及腹部檢查得知。而冒冷汗、頻脈、呼吸急迫、臉色蒼白、低血壓或高血壓，且疼痛是在背部，有可能是致死性心臟病，不可不慎。

根據美國臨床醫學統計，各類型心臟病的發作時間，大致可歸納出一個時間表：

一、心肌梗塞等：上午六～十時，下午八～十時，以覺醒活動時間為多。
二、心肌梗塞亞急性期：上午及下午之四～五時為多。
三、心肌梗塞慢性期：上午十一時～下午一時為多。
四、不安定狹心症：上午六時～十二時為多。
五、異型狹心症：上午五～七時為多。
六、勞作型狹心症：上午八～十時為多。
七、虛血性腦梗塞：上午八～十時為多。
八、心臟突然猝死：上午八～十一時為多。

從以上腦心血管疾病較常發作的時間落點來看，少陽（膽經脈與三焦經脈為主）與太陽（以膀胱經脈及小腸經脈為主）時辰是好發時段；少陽欲解時辰是清晨三時到上午九時，太陽欲解時辰是上午九時到下午三時，尤其關鍵時段是在兩者交替之際，也就是上午九點前後，是各種心臟病變的好發時間。以中醫角度觀之，養護胃經脈及脾經脈之氣血循環及相關代謝，是減少各種心臟病發的上策，因為胃經脈關係著飲食習慣及全身營養分布吸收等運作；脾經脈則影響情緒管理及統血機制之運作；換言之，欲降低心血管疾病之罹患率，最基本的作為就是要從飲食管理及情緒管理著手。

心肌梗塞

常聽聞某某青年才俊，正當英年卻因心肌梗塞，回天乏術，聽了令人扼腕。為什麼心肌梗塞的死亡率這麼高？有些靜脈血栓會形成栓塞子，繼續上行，而心肌梗塞的主要原因，就是心肌的血管有輕度的栓塞子在上面，當天氣變溫熱或活動量加大的時候，血管舒張，血液流動加快，就有可能使得栓塞子剝落，人體便會自動加強血小板來止血；突然氣溫驟降、變冷或活動量大大減少（休息）的時候，血管會收縮，血液流動減慢，栓塞子與血小板就可能將血管堵塞，造成胸痛而心肌梗塞。

血管堵塞可危及生命，而堵塞之前多見出血。肺栓塞的主要栓塞子是來自下肢或腹腔的靜脈，最常見於長途飛行者的身上，俗稱經濟艙症候群。原本在腳和腹腔靜脈的栓塞子，因長期坐臥不動，有可能剝落，飛機下降時大量地振動，使得栓塞子跑到肺部而肺栓塞；心與肺皆在胸中，肺栓塞的栓塞子來自靜脈，而心肌梗塞的栓塞子則來自動脈為多；心臟之主司，以動脈為主，要注意飲食營養；肺腑則以靜脈為主，要注意活動運動。因此在長途飛機飛行中，要不時起身活動筋骨，讓血液循環順暢，可降低產生血栓風險。

經脈性胸痛

當人拔下一根頭髮時，造成的疼痛稱為「組織拉緊引起頭痛」，張力直接作用於感覺末梢造成疼痛，其條件是很強的張力，作用於一大片正常皮膚，因而引起疼痛。發炎的皮膚對張力與某些化學因子的敏感性很高，臨床上化學因子常和組織內的張力一起引起頭痛；此外，軀幹和內臟的痛覺到後來常合併到同一路徑，殊途同歸；從這兩個基本觀念，推衍至「經脈」與胸痛的關係，更能明晰以辨症施治。

不論是腎經脈、肺經脈、胃經脈、肝膽經脈……都可能引發胸痛。但是，從胸痛起到背，或先從背痛到胸前，亦可能只是感冒風寒伴隨的肋膈神經發炎或受傷所造成，並不一定是心臟病或肝膽惡疾所引發的胸痛。

中醫以「汗、吐、下、和」等方法治病，對胸痛之症亦依循此治則。配合漢方治療時，汗法對感冒風寒的胸痛有卓效，吐法對食飲積滯、腸胃道發炎的胸痛有效，下法尤宜內傷瘀血造成的胸痛，和法則最適合情緒性胸痛。

從經脈理論可分胸痛為十二類：

一、肺經脈胸痛（中府、肺俞、太淵、魚際穴）：肺脹滿，膨膨而喘欬，缺盆中痛，或欬而上氣喘渴，煩心胸滿，臑臂內前廉痛厥，掌中熱。

二、大腸經脈胸痛（肩髃、伏兔、合谷、商陽穴）：目黃，鼽衄，口乾，齒痛，頸腫，喉痹，肩臂疼痛，食指疼痛不靈活。

三、胃經脈胸痛（氣戶、中脘、足三里、胃俞穴）：善呻數欠，顏黑，病至則惡人與火，聞木聲則惕然而驚，心欲動，獨閉戶塞牖而處，甚則欲上高而歌，棄衣而走，賁響腹脹。循膺乳、氣街、股、伏兔、骭外廉、足跗上皆痛，中趾不靈活。

四、脾經脈胸痛（大包、血海、三陰交、脾俞穴）：食不下，煩心，心下急痛，溏瘕泄，水閉黃疸，不能臥，強立，股膝內腫厥，足大指不靈活。

五、心經脈胸痛（巨闕、心俞、神門、少府穴）：嗌乾，心痛，渴而欲飲，目黃，脇痛，臑臂內後廉痛厥，掌中熱痛。

六、小腸經脈胸痛（肩貞、天窗、聽宮、陽谷穴）：耳聾，目黃，頰腫，嗌痛頷腫，不可以顧，肩似拔，臑似折。頸頷肩臑肘臂外後廉痛。

七、膀胱經脈胸痛（大杼、天柱、膀胱俞、崑崙穴）：頭顖項痛，目黃，淚出，鼽衄，衝頭痛，目似脫，項如拔，脊痛，腰似折，髀不可以曲，膕如結，踹如裂，痔瘧狂癲疾，項背腰尻膕踹腳皆痛，小指不靈活。

八、腎經脈胸痛（俞府、然谷、太谿、照海穴）：咽腫上氣，嗌乾及痛，煩心，心痛，心如懸，若飢狀。氣不足則善恐，心惕惕如人將捕之，口熱舌乾，黃疸，腸澼，脊股內後廉痛，痿厥，嗜臥，足下熱而痛。

九、心包經脈胸痛（膻中、厥陰俞、內關、勞宮穴）：面赤目黃，喜笑不休，煩心，心痛。手心熱，臂肘攣急，腋腫，甚則胸脇支滿，心中憺憺大動。

十、三焦經脈胸痛（肩髎、液門、三焦俞、外關穴）：目銳眥痛，耳聾，渾渾焞焞，頰痛，嗌腫喉痹。耳後肩臑肘臂外皆痛，小指次指不靈活。

十一、膽經脈胸痛（淵腋、天容、絕骨、足臨泣穴）：頭痛頷痛，目銳眥痛，口苦，善太息，缺盆中腫痛，腋下腫，心脇痛，不能轉側。

十二、肝經脈胸痛（期門、太衝、肝俞、蠡溝穴）：胸滿嘔逆，腰痛，不可以俛仰，丈夫疝氣，婦人少腹痛。

上述穴道用來診斷與治療，從諸穴的觸診、壓診、望診去比較最主要的穴區，所屬穴道痛點越多、痛感越強烈，就是所屬的臟腑問題越多。針對反應強烈的穴道，施以針、灸、砭、藥、導引按蹻，都可以獲得相當的紓解與改善。

包膜病變心痛

中醫十二經脈中，心包經脈與三焦經脈不似其他經脈有明確具象的屬絡臟腑，也因此它們所含括的部位相對加大，心情、生殖能力、精神等抽象之心理疾病，以及「心包膜」之具體解剖部位，都屬於此二經脈相關部位。

包膜病變引起胸痛的病傳，至今仍是個謎，除

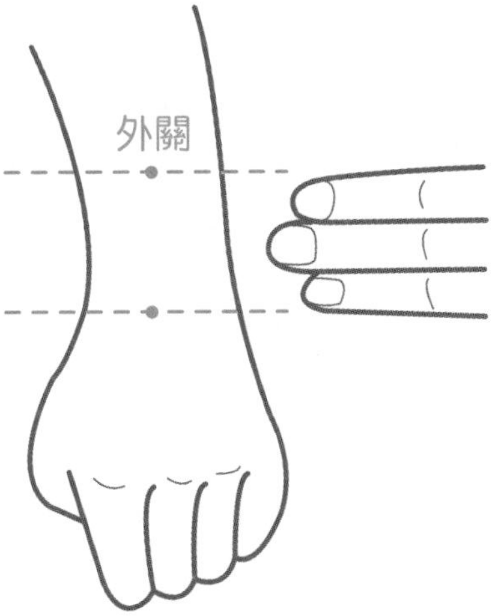

圖 16-1 壓按外關、內關紓解因情緒不暢、情緒陰霾所產生的胸痛。

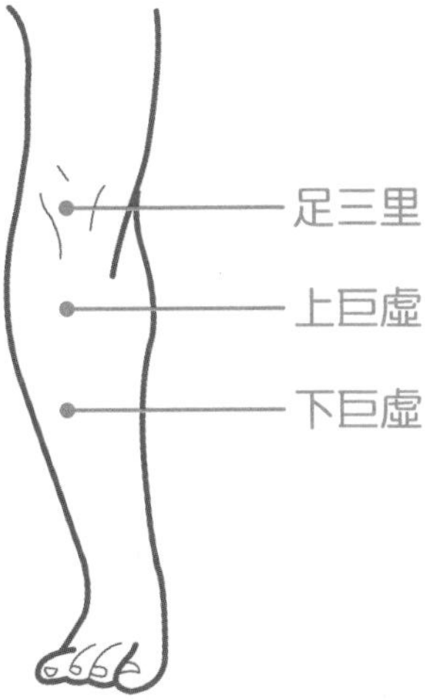

圖 16-2 按摩、刮痧足三里、上巨虛、下巨虛等穴區，緩解食道病變造成之胸痛。

了第五和第六肋間所對應的壁層心包膜會引起疼痛外，還有因膈神經引發斜方肌上緣附近的牽引性疼痛。急性心包炎大多引發胸骨下方（心下）與胸骨左方的胸痛，心包炎胸痛一般並不嚴重，但偶爾還是會有類似心肌梗塞的劇烈胸痛。情緒不暢、心緒陰霾都會有類似「痛心」的胸痛感，可壓按外關、內關輸導之。另可服用痛心茶（藥方索引53），取香附、烏藥、桂枝、黃連、黃芩、黃柏各五分，加二碗水煮成一碗，分二～三服飲。

食道病變之胸痛

個人飲食習慣不好，容易造成食道病變，食道病變可能引起莫名的胸痛，很類似其他胸腔器官病變之胸痛，但它引起的胸痛更深處，且多伴有吞嚥困難與反胃現象。食道上部的黏膜比中部或下部（賁門）的黏膜敏感，當從胃部反流的胃酸刺激食道時，上部食道黏膜特別有反應，會引發上胸部、頸部和鼻咽部燒灼疼痛。食道引發的胸痛，可能在胸骨下（平第四胸脊髓神經），亦可能在上腹部（第七～八胸脊髓神經），端視食道出問題的位置而定。

食道病變，常伴有心灼熱，吃過食物後胸骨下或心臟附近有一股熱或燒灼感。急性食道炎不止胸骨下方疼痛，還放射到背部，沒進食的時候只出現鈍痛，不至於很不舒服。至於食道癌，除非併發食道炎，否則不會疼痛。

臨床上以足三里、上巨虛、下巨虛等穴區為按摩、刮痧要穴。

雞胸心絞痛

心臟引發的胸痛分為兩種二：一種為心肌梗塞的胸痛，《內經・邪客篇》論及邪客於心肺，伴有肘痛。臨床上，心肌梗塞常伴有上腹部爆發性的嚴重腹痛。二為陣發性的心絞痛。心絞痛常在病人用力做事時出現胸骨下疼痛，病人主訴有壓迫感，胸腔內部覺得緊迫或塞滿，甚至胸部像被虎頭鉗夾住一樣的感覺，但心肌梗塞的患者常將上腹部腹脹，誤以為只是消化性不良的反應。經常熬夜工作，如果再加上雞胸體形，胸部骨骼畸形、胸腔狹小、胸骨突出等缺陷，即為常見心絞痛。

絞痛常從胸骨下方放射經過左胸到左肩，並沿左上臂內側到達肘部，沿尺神經到手掌，甚至放射痛達到頸部及左顳骨、下頷骨關節，現代醫藥硝酸甘油醋或其他血管擴張劑可解除此類胸痛，此類胸痛常在精神刺激或用力做事時引發。可以

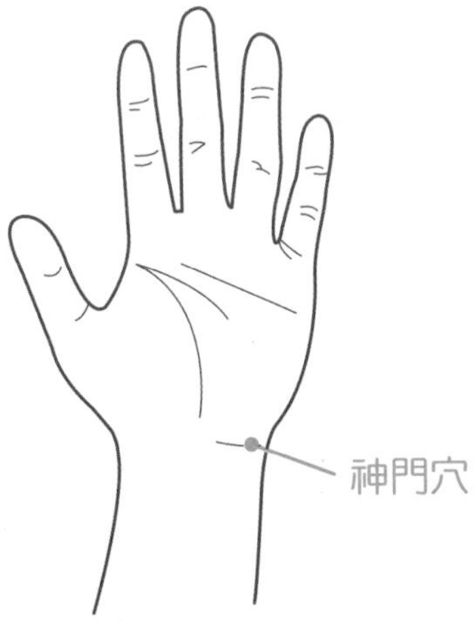

圖 16-3 壓按神門穴，緩和陣發性的心絞痛。

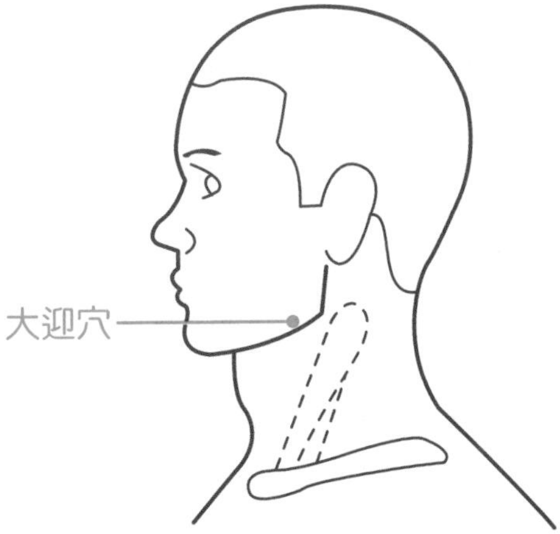

圖 16-4 按摩大迎穴，亦能緩和陣發性的心絞痛。

透過大迎、足三里、大椎、心俞、膈俞、神門等穴來按摩或刮痧改善。

腎肺兩虛胸痛

時下青壯年齡層，不少人是身心俱疲，體質也不良、運動保健更不夠，造成腎、肺兩虛而胸痛；肺主宗氣，腎主原氣，宗氣靠後天培養，原氣來自先天蓄養，二氣養育不良，不但有礙生殖系統發育，更會傷性能力的發揮。

臨床上，急性纖維性肋膜炎合併肺炎，常會引起胸膜痛。肺梗塞也會引起胸膜炎而胸痛；肺部腫瘤，如支氣管源性肺癌會引發劇烈的持續性胸痛，自發性氣胸也是，這些急症都須延醫施治，但在居家保健時，可以透過緩和的按摩推拿，太谿太白、太衝三太穴，最見效。

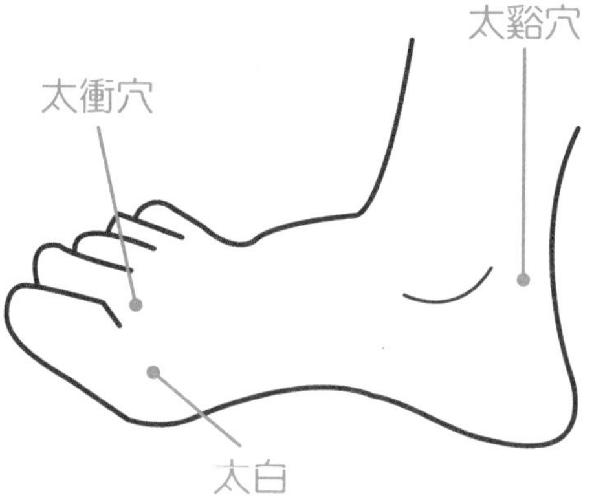

圖 16-5 居家保健可以透過按摩推拿太谿、太白、太衝三太穴，緩和腎肺兩虛之胸痛。

內臟性胸痛

臨床上，軀幹的痛覺只傳入脊髓的一個節段內，內臟引起的痛覺則傳入脊髓的數個節段內，範圍較大，界限較模糊。但是狀況持續日久，都會延伸到其他節段，引發胸背痛；如果再加上精神萎靡所帶來的心因性胸悶、胸痛，痛上加痛，常會以撞胸、擴胸、捶胸來舒暢呼吸。從風府穴依次逐節，並配合分布在其旁的俞穴等緩和刮痧及按摩，以大椎、大杼為重點穴區，可開心胸、暢呼吸。

新兵胸痛

古往今來，新兵訓練中心最常見的胸痛，都是胸小肌受傷為多，胸小肌覆蓋於胸大肌下面，起始於第三～五肋骨及第四、五肋軟骨，向外成束終止於肩胛骨喙突；收縮胸小肌可使肩胛骨向

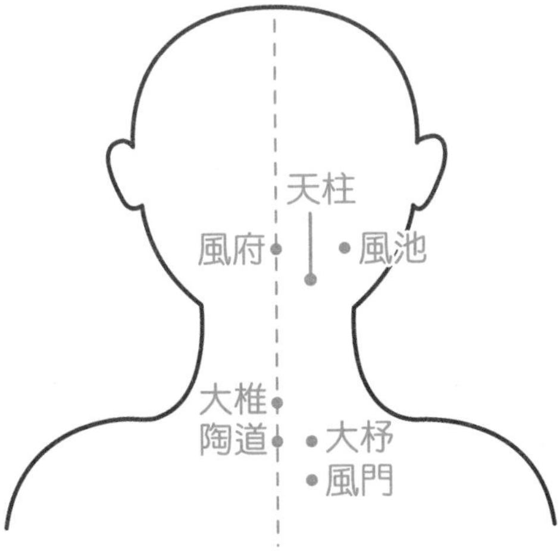

圖 16-6 依次逐節從風府、大椎、大杼，緩和刮痧按摩，可開心胸、暢呼吸、少心痛。

前下方動作，它與後上鋸肌都有幫助吸氣的功能。

由於部分新兵的肩胛帶平時很少運動到，在過度運動之後，如丟手榴彈、吊雙桿、射擊訓練等，常會拉扯胸小肌造成胸痛或肩背痛，甚至呼吸或咳嗽時也會疼痛，這種胸痛只侷限於胸小肌的區域和肩部，不會放射到手臂上。

臨床上，左胸小肌受傷疼痛，常與心絞痛混淆，大體上心絞痛常會牽引手臂、頸部和臉部，必要時還是要醫生詳細檢查與治療。新兵胸小肌受傷造成的胸痛，可以透過膻中、梁丘、太溪、尺澤、太衝等穴區重點式、輪迭刮痧按摩以改善。

情緒壓抑胸痛

胸痛多是植因於哀怨積鬱、情緒壓抑。乳房的疼痛會蔓延到胸部進入背部，也會擴展到手臂內側，偶爾蔓延到頸部，如急性產後乳房炎、乳

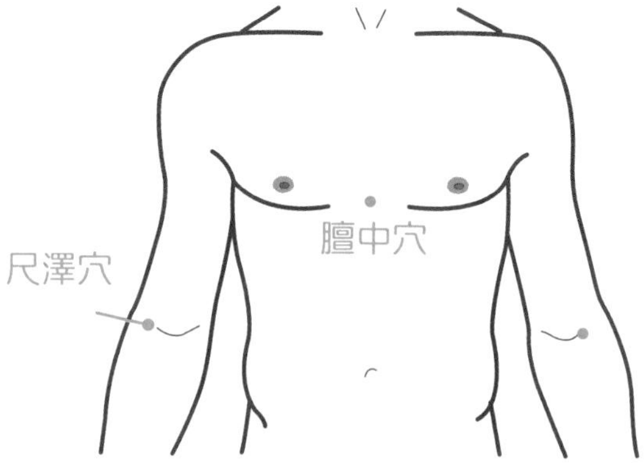

圖 16-7 新兵胸小肌受傷造成的胸痛，可以透過膻中、尺澤重點式刮痧、按摩以改善。

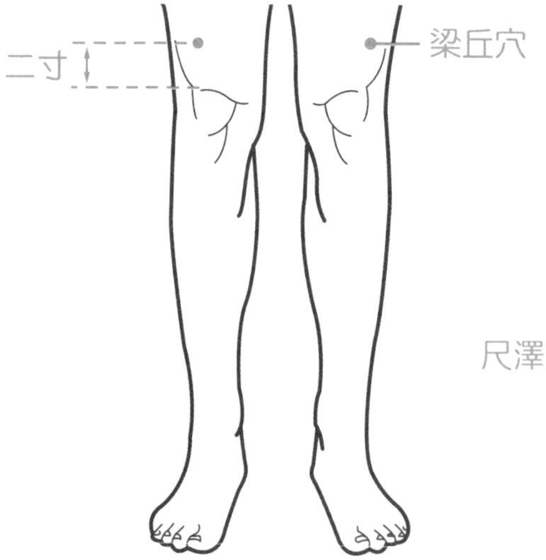

圖 16-8 搥按兩腿之梁丘穴，可消減緊張、紓解壓力，並緩和胸痛。

房蜂窩組織炎等。部分患者牽延到左臂，還讓人誤以為心絞痛。乳腺痛則是逐漸形成，常經過好幾個月，甚或好幾年才出現，剛開始是間歇性，只在月經來臨前才痛，日久變成持續痛。乳腺痛常出現於外上四分之一象限的乳房區，觸之堅實、增厚，而且有壓痛感。乳癌可能是抽痛、穿刺痛，蔓延到腋下或手臂，也可能不痛，狀況不一定。但大致上與情緒、內分泌關係密切，可透過外關、絕骨、三陰交、陽陵泉、足三里等穴來刮痧緩解。

沒胸毛的胸痛

早期外科教授教學生時，對於「痔瘡」的開刀與否，一定會檢視「胸毛」，由於「硬化」體質的患者常沒有胸毛，例如肝硬化的患者，於手術上較具危險性，不宜輕易開刀。此外，食道靜脈瘤患者，也不宜胃鏡檢視，以免造成食道靜脈出血。這些有「硬化」體質的患者，常伴有胸悶，或偶發性的胸痛。

經常憤怒、抑鬱、焦慮不安的人，膽囊、十二指腸、肝臟的功能無法和諧運轉，間接影響到橫膈、膈神經，造成不時的胸悶、短氣、嘆氣，或胸肩臂牽引疼痛。虛者喜揉按乳下期門、日月穴區，實者喜捶胸敲背，除了改善生活習性外，可於曲泉、陽陵泉、坵墟、絕骨、太衝等穴區作虛實調整性的刮痧。

健康養護概念

十二經脈的循行路線與人的病症相關，亦是臨床上的重要參考醫訊，如「嗌乾心痛渴而欲飲」是心臟問題多，「嗌病頷腫不可以顧」是小腸問題多，「嗌乾面塵脫色，胸滿嘔逆」則是肝臟問題多。

心臟病、糖尿病其實都是日久積成，若手小指偶爾麻痺，尤其是左側，心臟血液循環不良的機率就加大，這時除了要調整生活步調，不要過勞，並安排適度運動休閒之外，清心蓮子飲（藥方索引47）對於憂鬱煩惱過度、身心煩躁者有益，養心湯（藥方索引63）對心血不足、怔忡健忘有效，炙甘草湯（藥方索引34）對過勞者有效。

養生導引按蹻

心悸與胸痛：隨症選穴止疼痛，全面保養扣雙天。步驟如下：

一、確定心痛的症狀，依據內文所示，選擇適當的穴區，進行按摩或刮痧。力道以個人能承受之限度為量，不宜竭力無限制，以不傷組織為原則。施以刮痧者要確保器具清潔，以免受感染；如選用配合的精油或乳液，也要適合個人的膚質。

二、全面性保養刮按天府及天池。以左手大拇指壓右天府穴，緩緩調息，逐漸用力，呼吸調息共十回為一程。再換以右手按左天府，採同樣方式及呼吸頻率。

三、以手掌近腕處的根部壓緊天池穴（乳頭外三寸處）區，緩緩調息，逐漸用力，呼吸調息共十回為一程。

四、平時看電視、聽音樂之際，都可同時動手抓按天府與天池兩穴區。

養生效果

促進胸腔氣血循環，減少腦心血管生病的機會，可使腦心血管健康，心悸、胸痛機率減少大半。

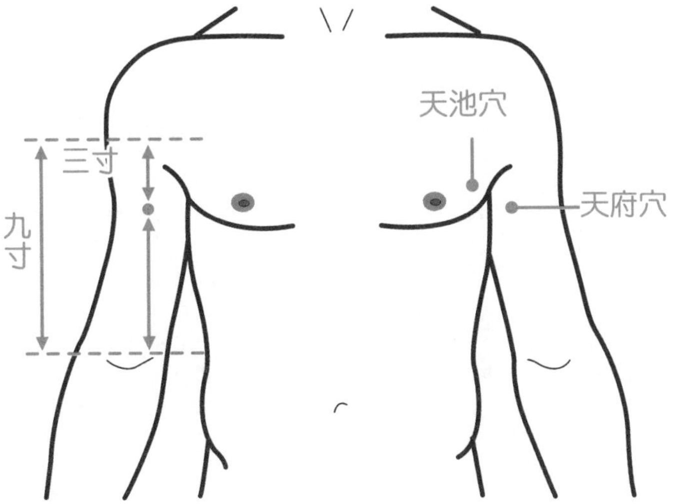

圖 16-9 抓按天府與天池兩穴區，促進胸腔氣血循環，降低心悸、胸痛機率。

糖尿病

＊智慧語：洗腎日久多糖尿，糖尿藥吃久亦傷腎。

糖尿病概念

糖尿病是胰島素分泌不足、胰島素作用障礙，或兩者都有障礙所引起的高血糖代謝疾病。換言之，是人體將葡萄糖（醣類）轉換成能量的方式出現變化的疾病，以致葡萄糖聚積在血管內，使血液中的葡萄糖濃度不斷增加，而細胞卻無法獲得所需的葡萄糖。這與遺傳基因有著非常密切的關聯。

糖尿病的主要臨床表現為多飲、多尿、多食和體重下降，稱之「三多一少」富貴病，並見血糖高、尿液中含有葡萄糖等症狀；正常的尿液中不應含有葡萄糖，有些糖尿病患者的尿液含糖量太高，甚至會引來螞蟻。

糖尿病屬於慢性疾病，患者一定要自我提醒，並接受專業的衛教宣導，嚴加控制血糖，調節血壓，改善血脂肪，減少避免因慢性高血糖狀態而造成的各種臟器障礙及血管障礙，特別是眼睛、腎臟、心臟及神經四大部分的併發症。糖尿病患病日久，通常會出現視網膜病變（眼網膜出血）、視網膜增殖性結疤、腎臟病、神經障礙，如自主神經系統、微小血管合併症等。千萬不能掉以輕心，有的患者可能治療調理一段時間後，看到症狀有改善就鬆懈了，飲食又開始百無禁忌，疏於管理；如此，很快就會面臨大血管合併症的危險。

糖尿病分類及病因

世界衛生組織將糖尿病分為四種類型，每種類型糖尿病的病徵都相似甚至相同，但是導致疾病的原因卻不同，每一類型分布的對象也不同。不同類型的糖尿病，都會導致胰島素中的β細胞不能產生足量的胰島素來降低血糖濃度，因而發生高血糖症。以下說明各類型常見症狀：

一、I型糖尿病：整體人數在糖尿病病例中不到百分之十，一般是由於自體免疫系統破壞產生胰島素的β細胞所導致，絕對缺乏胰島素為其特徵；其破壞速度，幼小兒快速，而成人徐緩。腦中風、心肌梗塞、閉塞性動脈硬化等，都可能是糖尿病的合併症；且動脈硬化症即使沒有糖尿病也可能發病，只要輕度血糖值上升、耐糖能障礙，就會成為血管硬化的危險因子。這病型患者的自體免疫抗體百分之八十五～九十呈陽性，與人類白血球組織抗原（HLA）基因變化很有關係。

自體免疫性的糖尿病，任何年齡都有可能發病，但以幼少期到青年期發病為多。成人方面則是遲發性自體免疫型糖尿病，臨床上很少看見肥胖型的患者。當然，肥胖者也可能罹患此類型糖尿病，成人患者擁有自體免疫抗體一種以上，因此胰島素療法比起II型糖尿病患者就更加必要了。

另外，自體免疫性I型糖尿病患者，應該保持高度警覺，是否有其他免疫性疾病，如自身免疫性甲狀腺炎（橋本氏病）、原發性腎上腺功能不足（愛迪生氏病）、白斑、自體免疫性肝炎、重症肌無力、惡性貧血等，這都會使病況變得更複雜。

二、II型糖尿病：由於組織細胞的胰島素抵抗，細胞不再與胰島素結合，使得進入細胞內部參與生成熱量的葡萄糖減少，留在血液中的葡萄糖增多。此類型也稱為非胰島素依賴型糖尿病，通常出現在成年人，尤其是在四十歲以上、較為肥胖的患者身上。其病症會導致消瘦，大多數患者因肥胖而增加內臟脂肪，使得胰島素抵抗性惡化，開始時幾乎是不知不覺的。

此類型患者占所有糖尿病症比例的百分之九十，特徵是具有胰島素抵抗性，或胰臟β細胞分泌胰島素減少，相對較缺乏胰島素。

此型糖尿病並不需接受胰島素療法，只要單用飲食管理或口服藥就可以達到良好的血糖控制。如果β細胞尚未衰竭，減肥成功即可使葡萄糖耐力恢復正常。但若病程已經很長的患者，可能會因為β細胞胰島素分泌低下，非接受胰島素治療不可。正常胰島素分泌後即可預防酮酸，而很少伴隨有第I型糖尿病病患常見的急性併發症——糖尿病酮酸血症，但如果遭受重大壓力時則有可能促發。此發病狀況多見於高齡、肥胖、運動不足及妊娠糖尿病患者。

此型疾病有很強的遺傳性與家族性特質。早期可透過調整生活方式，如健康飲食、適量運動、安全減肥、戒菸及避免二手菸暴露等來控制、甚至治癒糖尿病。如果家族有此遺傳基因，就更應該及早預防，治未病於先；如早期發現異常，也能早期進行療護。

三、其他類型糖尿病：如肇因於胰臟β細胞基因缺陷、遺傳性胰島素抗拒、胰臟疾病（如胰臟切除、胰臟損傷、胰臟炎、胰臟癌）等造成的胰島素缺乏；或由庫興氏症候群、末端巨大症等內分泌失調所引發；化學及藥物性糖尿病，其中有害物質會破壞胰臟β細胞，亦會影響其胰島素分泌。

四、妊娠期糖尿病：妊娠期糖尿病，是圍產期的主要併發症之一；圍產期指的是產前、產時和產後的一段時間。妊娠期糖尿病可能導致胎兒發育畸形、胎兒宮內窘迫、胎死腹中、新生兒低血糖、巨大兒以及難產或者死產等併發症。未來演變成II型糖尿病發病的危險率相當高，爾後應該定期檢查。罹患妊娠糖尿病的高危險群為高度肥胖的孕婦、既往妊娠糖尿病、多囊胞性卵巢症候群，以及有II型糖尿病家族遺傳者。

根據世界衛生組織最新診斷標準，孕婦於妊娠二十四~二十八週時，進行七十五克口服葡萄糖量測試，分別測量空腹、餐後一小時、餐後二小時的血糖濃度，如果空腹大於5.1mmol/L＊、餐後一小時大於10.00mmol/L、餐後二小時大於8.5mmol/L，只要符合其中任何一項，即可確診為妊娠糖尿病。

糖尿病併發症

糖尿病的併發症主要表現在全身微循環的障礙，可以發生在心臟血管、腦血管、眼睛視網膜、四肢周邊血管及腎臟，也可能引起神經病變。

一、糖尿病視網膜病變：身體長期處於高血糖，會損傷視網膜血管的內皮，引起一系列的眼底病變；一般情況，大約罹患糖尿病十年以上，病人會開始出現眼底病變，如微血管瘤、硬性滲出、棉絮斑、新生血管、玻璃體增殖，甚至視網膜剝離等。如果血糖控制差，或者是第I型的患者，則可

＊mmol/L：即每1000cc含有多少莫耳（MOL），計算濃度的單位。

能更早出現眼底病變；所以，糖尿病患者需要定期到眼科檢查眼底，以防惡化成視障。

二、糖尿病腎病：整個腎病變的併發病程可分為五個時期。糖尿病造成腎病變，主要發生在腎絲球部分，在疾病初期，當腎絲球開始有病變時，血中一些有用的蛋白質會漏出到小便裡，診斷時即可利用此現象得知早期的糖尿病腎病變。當進行至較後期時，腎臟的過濾器壞了，無法清理如尿素及身體中有害物質如肌酸酐類時，便會造成血中尿素氮、肌酸酐的上升，是腎功能明顯變壞的指標。一般而言，臨床症狀大約要到腎功能減退到百分之二十五以下時才會表現出來，病患進入末期腎臟病變，腎絲球過濾率每分鐘低於10ml，腎衰竭症狀，最終可能引致腎衰竭。

根據臨床統計，國人糖尿病腎病變從第一期進行至第四期平均約需十七年的時間，而至末期腎病變平均約需二十三年；如果有高血壓而未加適當控制時，整個過程可縮短五至十年。高血壓乃導致糖尿病腎病變的主要問題之一，若有家族史或病患本身發生高血壓，則會增加及加速糖尿病腎病變的產生。超過二十五年以上沒有產生尿蛋白者，則發生腎臟病的機會相對降低。

三、糖尿病足：足部問題是糖尿病人常有的慢性併發症之一。初期只是腳部傷口難以癒合，但由於病人有神經病變、血管阻塞、又容易感染，使足部容易發生潰瘍、壞疽，甚至需要截肢；而在截肢後平均三～五年內，有超過百分之三十以上的患者，另一隻腳也難逃截肢命運。

自我檢測血糖值

糖尿病患者，自我監測血糖是照顧自己最重要的事情之一，不能只靠門診時驗血糖得知的血糖值變化，因這類慢性病門診頻率可能二個月才一次追蹤，這樣是無法瞭解病情發展及知道血糖控制是否得宜。平時居家最好是每天都自我檢測，以掌握血糖變化，做為調整飲食、運動及使用藥物的根據，重點是可以防範嚴重低血糖發生，並可將監測紀錄提供給醫師做為治療的參考。

一天該檢測幾次血糖？發病之初最好每天三餐前及睡前都能確實檢測；運動量大者、生病時、時常發生低血糖或低血糖無自覺者，建議增加檢測次數並詳作記錄，多次數記錄有助於掌握病情。

選購一部好血糖機是提升自我照護水準的必備儀器，目前坊間販售的血糖機琳瑯滿目，購買血糖機之前，不妨請教醫師或衛教師，或者透過網路尋求有經驗者的建議，亦可直接到糖尿病友互動網，收集病友對各牌血糖機的介紹和評價，來挑選適合自己的機種。

心理社會評價

糖尿病患者的自我管理十分重要，幾乎可攸關生死，因此每位糖尿病患者的心理（自我的）與社會（與別人的）問題，均會干擾、妨害，甚至破壞糖尿病治療的成效與評價。因此，必須持著愛惜生命、珍重萬物的心態來自我管理，諸如：對病情演化的態度是否積極正面？個人對自我身心健康的期待是否可以落實？情緒與情感是否自控得當，穩定、愉快？經濟上是否無虞，沒有不必要的負擔？生活品質是否可以維持在一個水平以上？如果以上問號，肯定答案越多，對病情的控制也越有效。

因為糖尿病的治療目標是與健康人無異的日常生活品質與確保壽命。相對地，如果出現以下狀況，一定要找專家或專業醫師指導：無法遵守、配合治療方針；有自傷性的憂鬱、躁鬱症或不安症，尤其是獨居又有憂鬱傾向者；攝食有障礙，或明顯的認知障礙。

該怎麼辦？

如果你是糖尿病患者，你應該如何面對？消極不作為，只會錯失治病先機，加速病情惡化，待嚴重時，可就要賠上更多的時間、金錢與健康。

首先，要瞭解自己的病型是屬於哪一類型？詳細瞭解其相關病情控制及併發症試驗的結果，對你絕對有幫助。其次，要定期測量糖化血色素，至少可反應一到三個月內的平均血糖值。

最重要的是要與醫師通力配合，遵從醫師對胰島素、藥物、飲食、運動的建議；而且不要嫌麻煩，自己每天測三～五次血糖值，並定期到醫院檢測；同時，高血壓會使病情加速惡化，不得輕忽自己的血壓問題，最好天天早晚量，如有高血壓，請遵照醫師指示儘量保持血壓在正常值範圍內。定期檢查小便是否有尿蛋白現象，如果有，應抽血檢查肌酸酐等有害物質的數值，並詢問醫師是否需要減少飲食中蛋白質的攝取量，以免造成腎臟病變。

以上的處理結果，如血糖值、血壓值的變化，每餐吃喝的種類、食量，經常性運動的種類、運動量及運動時段與所耗時間，都要詳加記錄，這些紀錄都可提供醫生做醫療參考，也是自我管理的基本依據。

糖尿病飲食原則

影響糖尿病治療效果最大的，毫無疑問是飲食問題，建議原則如下：

一、定時定量、均衡攝取：每餐飲食按照計畫份量進食，不可任意增減；以「少量、多餐、多變化」的方式來設計食譜。並減少應酬，必要時，注意選擇食物種類及份量，避免肥胖，維持理想且合適的體重。

二、慎選飲食種類：拒絕高脂多油的食物，不宜油酥、動物皮、肥肉等高油脂食物，烹調宜用植物性油；少吃高膽固醇如動物肝、腎等內臟類食物。多攝取五穀雜糧、蔬菜，特別是II型糖尿病患者由於其病理情況，在飲食上要特別注意，米飯、麵類、水果要適量，不要用菜汁泡飯吃，尤其糖果、餅乾、蛋糕、碳酸飲料、果汁等甜食甜飲要格外忌嘴。

三、選擇烹調方法：選擇烹調法，少用煎、炸、燒、烤，多採清蒸、水煮、水炒、涼拌等方式。

四、注意食飲調味：調味以清淡為上，不宜太鹹、太甜，也不宜多食辛辣食物。

五、其他：進餐時，細嚼慢嚥，少吃剩飯剩菜；飯後立即刷牙漱口。也要戒菸限酒，遠離二手菸環境。配合長期性且適當的運動、藥物、飲食控制。

糖尿病運動療法

糖尿病最有效的療法是運動療法，因為方便、簡單，效果快又持久，關鍵只在於患者能持續並落實運動的比例並不高。大多數糖尿病患者，有長期缺乏運動的傾向，因為沒有運動習慣，心肺功能、肌耐力和肝醣運作等各個生理機制，無法快速適應運動，尤其是有負擔及壓力的運動。

運動療法最大的目的，是為了改善胰島素抵抗性、預防脂質異常與高血壓，並防止動脈硬化，以確保療效，防範其他併發症，如能認同，相信你會慎重其事，起而運動。

根據臨床醫學試驗紀錄，糖尿病患者，一週至少應運動一百五十分鐘以上，而且要平均在五天左右，也就是平均一天三十分鐘，一週休息兩天；忌諱一天捕魚三天曬網，集中在一兩天拼勁運動，讓自己筋疲力竭，還未達預期療效已先受運動傷害之苦！

併發末梢神經病變患者，只適合體重負荷，如游泳及腳踏車，儘量使用腕的運動，可以增加運動耐受力。

運動療法，必然可以改善肥胖問題，進而改善胰島素抵抗性。運動可促使骨骼肌消耗葡萄糖，糖代謝率上升，而漸漸改善胰島素抵抗性，這種效果在運動後可以維持一～二天，所以至少二～三天運動一次，一週保持三次最基本的運動量。有效利用血中游離脂肪酸，可以消除肥胖，持續二十分鐘以上有氧運動如跑步、騎單車等，確實可以改善胰島素抵抗性，進而改善血糖值，還可以降低血中低密度膽固醇、增加高密度膽固醇、降低三酸甘油脂、減少體脂肪、改善高血壓等。但糖尿病患者若有視網膜症、玻璃體出血及視網膜剝離，則要以緩和的步行、定點式腳踏車等運動為主，絕對不宜採取劇烈的有氧運動及抵抗性運動，或可改以肌力訓練為主，如重量訓練等無氧運動。

糖尿病中藥療法

中醫雖然沒有糖尿病這個名詞，但有關該病症——消渴的治療則很完整。針對初期II型糖尿病，民間有許多療法，有的亦具相當效果，如煮玉米鬚水當茶飲，或吃豬胰臟等，但還是要對症。中醫藥方中，竹葉石膏湯（藥方索引29）、白虎加人參湯（藥方索引26）是從肝膽、腸胃方面著手調理，進一步如經醫師診斷後，可服食如黃耆湯（藥方索引55）、六味地黃丸（藥方索引17），都是治療糖尿病的代表方。

養生導引按蹻

糖尿病：降低血糖有方法，解溪崑崙坵墟轉。步驟如下：

一、雙腳伸直，十趾併攏，腳尖朝上翹到極限，令解溪穴（腳脖子中點，在腳背上）感到吃力，緩緩調息，逐漸用力，呼吸調息共十回為一程。

二、雙腳伸直，十趾併攏，腳尖翹起，雙腳再向兩側轉到極限，令崑崙穴（外踝後緣凹陷處）感到吃力，緩緩調息，逐漸用力，呼吸調息共十回為一程。

三、雙腳伸直，十趾併攏，腳尖朝下向前壓到極限，令坵墟穴（外踝前緣凹陷處）感到吃力，緩緩調息，逐漸用力，呼吸調息共十回為一程。

四、重複步驟一、二、三之動作十遍，要有汗流出，才達促進代謝效果。

養生效果

助益小隱靜脈與大隱靜脈循環，可優化膽經脈、胃經脈、膀胱經脈循環，紓緩初期糖尿病症狀。

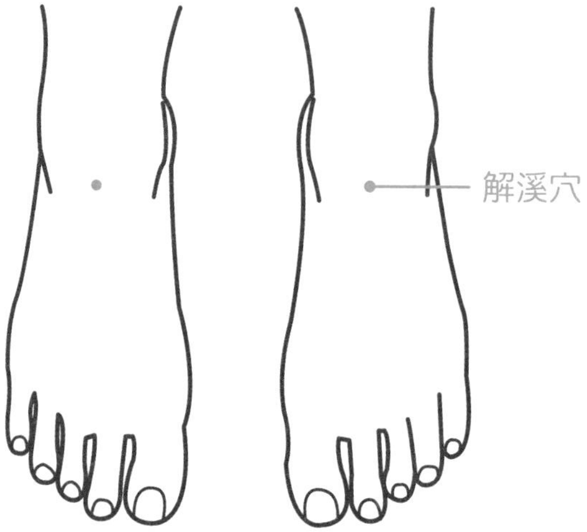

圖 17-1 雙腳伸直，腳尖朝上翹到極限，刺激腳脖子中點的解溪穴，可舒緩初期糖尿病症狀。

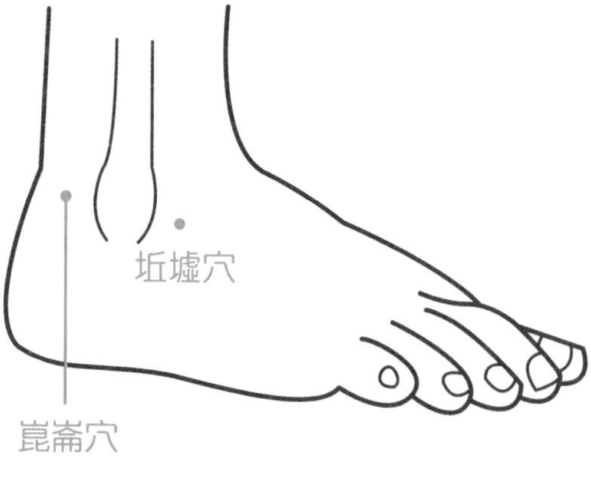

圖 17-2 外踝後緣凹陷處的崑崙穴，及外踝前緣凹陷處的坵墟穴，都是舒緩糖尿病的要穴

高血壓

＊智慧語：吃好動少血壓高，掉以輕心要人命。

血壓概念

高血壓是很常見的慢性疾病，平均約十人中就有三人罹患高血壓。而五月十七日更被訂為世界高血壓日。

當血液由心臟送出，循環體內一周，再回流到心臟的時間，大概是十到二十秒。其間經過的距離相當長，但仍如此快速，顯見心臟的運輸能力與效率超強！這麼強大的運送力，就是靠心臟的壓縮與搏動，使血管不斷被流經過的血液衝擊。血管壁受到的血液壓力便是「血壓」，換言之，血壓是血管內血液在單位面積上的側壓力，也就是壓強。

血壓令血液於動脈中正常輸送養分至全身器官組織與肌肉。如果血壓過低，便無法將血液供應全身；相反地，血壓過大，則有可能令血管受損，也反應出血液或心臟可能出現異常。

血壓以毫米汞柱（mmHg）為單位。而動脈血壓則是血液對動脈血管的壓力，一般指主動脈壓。心臟有收縮及放鬆期，當心臟收縮，左心室便會將血液泵出到主動脈，主動脈壓產生血液高壓，又稱收縮壓。接著心臟會舒張，血液流入右心房，這個時候壓力最低，稱為血液低壓或舒張壓。

平均血壓計算公式：（收縮壓＋2×舒張壓）÷3＝1／3收縮壓＋2／3舒張壓

影響血壓的因素

一天當中血壓都會上上下下，視在做什麼而定。血壓短暫上升是正常的，但血壓維持愈高，健康風險就愈大。個人的血壓值會受各種因素影響而出現變化，如：

一、身高：身高越高，心臟需要更大的壓力去泵出血液，令血液能供應全身。

二、年齡：年紀越輕，新陳代謝率越高，血流量較大，心臟需要較大壓力來泵血，隨著年齡增長，血壓會減少。

三、血液黏度：即血液密度，血液越黏稠，需要越大的壓力心臟才能泵出血液。

四、姿勢：因為重力的關係，姿勢會影響血壓。平躺時收縮壓最高，其次為坐姿，站姿最低；而舒張壓正好相反，站姿時最高，其次為坐姿，臥姿為最低。

五、血管質素：血管如果變窄，如栓塞、鈣化，血液較難通過，心臟便需要更大壓力泵出血液。

六、其他：如個人差異、生活步調、飲食習慣、精神狀態、情緒起伏、體質遺傳、藥物、天氣變化、所居住的緯度地區等。

隱形殺手高血壓

衛生福利部公布二〇一三年國人十大死因，依序為惡性腫瘤、心血管疾病、腦血管疾病、糖尿病、肺炎、意外事故傷害、下呼吸道慢性疾病、高血壓性疾病、慢性肝炎及肝癌、腎病變及腎炎。

心血管疾病、腦血管疾病僅次於榜首癌症之後，而高血壓性疾病亦在十大死因之列。同時醫療統計調查顯示，國人二十至三十九歲年輕上班族，血壓異常高達六成，出現高血壓年輕化現象；而在臺灣每五人就有一人高血壓。更大的危機是高達三至四成的人根本不曉得自身血壓偏高，而知道自己罹患高血壓並進行控制的人卻相對偏低。

就是因為高血壓疾病初期並沒有明顯症狀，甚至有過半的臨床患者，是在發生嚴重的併發症，如腦中風或是心肌梗塞時，才意識到自己早已進入「高壓家族」。以下數據並非危言聳聽，而是為了個人、家庭的幸福，請務必瞭解高血壓的嚴重性。

血壓高者，死亡率是常人的二倍以上、罹患腦中風的機率增加七到八倍、罹患心臟衰竭的機率增加五至七倍、罹患冠狀動脈心臟病的機率增加二・五至四倍，高血壓與許多重大慢性疾病均有密切關聯。

高血壓定義

過去高血壓的標準為收縮壓 140mmHg，舒張壓 90mmHg，超過這項標準值，才算是高血壓。但根據美國最新版「高血壓防治手冊」顯示，高血壓的定義越趨嚴謹。針對高血壓的標準值已調降成：120/80mmHg，也就是十八歲以上健康成人的理想血壓是收縮壓 120mmHg、舒張壓 80mmHg；換句話說，有更多的人被列入高危險群，這些人可能已經血壓偏高卻仍不自知。

臨床上，血壓數值在 130/85mmHg，還可被接受，但要隨時注意血壓變化。現在只要血壓收縮壓介於 120～139mmHg、舒張壓介於 80~89mmHg，就會被列為「高血壓前期」族群，必須持續觀察。

正常血壓			
血壓分類	理想血壓	正常血壓	正常但偏高
收縮壓	>120 mmHg	<130 mmHg	130~139 mmHg
舒張壓	≦ 80 mmHg	≦ 85 mmHg	85~89 mmHg

高血壓				
血壓分類	高血壓前期	輕度高血壓	中度高血壓	重度高血壓
收縮壓	120~139 mmHg	140～159 mmHg	160～180 mmHg	180 mmHg 以上
舒張壓	80~89mmHg	90~99mmHg	100～110 mmHg	110 mmHg 以上

如何測血壓

測量血壓時，坐在有靠背的椅子上，手臂支撐在與心臟同高之位置，並且在量血壓前三十分鐘禁止抽菸、喝酒、攝取含咖啡因之飲料如咖啡、濃茶、提神飲料等。測量前必須休息五至十分鐘，建議使用水銀血壓計或校正過之無液、電子血壓計，並選用適當大小之血壓加壓帶；在特殊情況下必須測量平躺及站立血壓。收縮壓及舒張壓均需詳細記錄。

最好取兩次或兩次以上的測量結果，取平均值，並且兩次測量間必須間隔二分鐘以上。假如前兩次的數值差異大於五毫米汞柱，就必須再測量更多次。以兩次以上的測量均值相比，如早上與晚上，飯前與飯後較為可靠，因為人在老化或病化的同時，心臟血管的變化是千變萬化的。

誰是高危險族群？

若有以下情形，罹患高血壓的機率就相對較高，當符合情況越多時，離高危險族群就更進一步：有家族病史、抽菸習慣、酗酒、運動不足、壓力大、體重過重及肥胖、膽固醇過高、飲食高鹽高鈉低鉀、過食油脂等，以上可逆性危險因素都有可能重疊增加，危險機率也相對提高。因此，血壓高的人，一定要儘早診斷與治療控制，嚴重的非吃藥不可，不論嚴重與否，不論是否有遺傳性高血壓，生活習慣都得特別注意。對抗高血壓是一輩子的事，目前醫學上也只能達到有效控制，而無法完全終結高血壓。

高血壓病因

導致高血壓的原因可分為二種：一為原發性高血壓，亦稱本態性高血壓，研究顯示可能和遺傳或生活型態及環境因素有關。另一種為繼發性高血壓，又稱次發性或二次性高血壓，常因生理變化或身體其他器官障礙而引發血壓升高，如主動脈狹窄、懷孕、內分泌異常及腎臟疾病。

一、原發性高血壓：占全部患者的百分之九十～九十九，遺傳體質、交感神經系統及血壓升高因素作用增大、胰島素抵抗、環境因素……等的複雜相互作用造成，其中很多可透過調整生活步調來改善，並非都要服用高血壓藥不可；但生活忙碌、壓力太大、應酬太多、工作需熬夜或日夜顛倒的人，即使服用高血壓藥降低血壓，不論降壓藥副作用如何，還是很可能因為忙碌與壓力造成心血管疾病、中風或心肌梗塞等。

二、繼發性高血壓：只占百分之一～五，多為特定構造、生化遺傳，並伴見異常疾病之續發性高血壓，如腎血管性疾病（蛋白尿、反覆肺水腫、ACE阻害藥造成急性腎障礙、低鉀血症、腹部血管雜音）、腎實質性疾病（糖尿病、多發性囊胞腎、絲球體腎炎）、內分泌疾病（BMI身體質量指數上升、甲狀腺腫）、藥物副作用、閉塞型睡眠時無呼吸症（肥胖、頻繁夜間覺醒、白天嗜睡、清晨頭痛、鼾聲大）、庫興氏症候群（中心性肥胖、水牛肩、月亮臉、四肢萎縮、皮膚變薄、皮膚出現絲條、血管雜音、低鉀血症）、主動脈狹窄（上肢比下肢血壓高、下肢冷感、跛行、呼吸困難、易疲勞感）。

老弱高血壓

高血壓症於現代社會中，罹病率一直上升，吃得好、動得少是最主要原因，另外，高齡化社會與肥胖者的增加，患者受家族遺傳、生活習慣的因素影響很大。患者中，六十歲以前的男性比女性多，六十歲以後女性則占大多數，因為女性停經之後，雌激素、鈣質等都明顯下降，影響身體臟器功能運作，特別是心肌內膜老化嚴重，又患有心臟血管疾病、慢性腎臟病、失智症等的女性患者，罹患率相對升高。

不可不知

有的患者雖血壓高，但並不覺得不舒服，因此未受任何治療，這是相當危險的，一旦工作壓力大、過勞、或其他致命因素，尤其是年過五十，體重又超標者，隨時都可能引發併發症。四十到七十歲的人，血壓每增加 20/10mmHg，得心血管疾病的風險就增加一倍。而高血壓前期的人未來出現高血壓的機率更是正常血壓人的二倍。

高血壓不是胖子的專利，人長得瘦小，一樣有機會；高血壓也不專找中老年人，年輕人亦有機會患有，尤其是好食油炸及重鹹口味食物、又愛用沾醬者一樣容易中標。油炸物多油高脂，沾醬鹽分含量高，因而容易將水分置留在體內，一旦血管中水分過多，血管壓力變大，即使瘦子恐也易導致高血壓。至於兒童及青少年鈉鹽攝取量越多，血壓收縮壓越高，高血壓風險也增高，特別是胖小孩及胖青少年。

有些患者對高血壓藥物治療有疑慮，擔心血壓藥吃多會傷腎，這是錯誤的認知，必須遵循醫師的處方，該吃藥還是要吃，切忌自己當醫生，處方要吃或不吃或自行增減劑量，如果怕副作用不吃血壓藥，日後副作用恐怕更多。

多運動及正常飲食，可以減重並強化心血管健康，確實有助血壓控制，但並不表示有運動就能不吃藥，畢竟當血壓高到一個程度，並非純靠運動即可恢復。正常情況下，每減重一公斤，血壓約可下降〇．五到一毫米汞柱，靠減重降血壓，能降下十毫米汞柱，就是很好的效果，可作為減輕藥量的參考，同時，減重、維持良好生活型態更可以維持血壓在一個均準值，讓你的生活品質不至因高血壓而大打折扣。

控制高血壓

健康的生活型態，有助於控制高血壓，並能降低其他心血管疾病的危險因素，如高血脂、高血糖等。而面對高血壓，有哪些是我們可以積極作為的呢？

一、做個聽話的病人：定期看醫生、檢查血壓，自己也要養成定期測量血壓的習慣。並按照醫師指示吃藥，不可自行增減藥量。

二、養成運動習慣：養成規律恆常定量的運動習慣，如慢跑、游泳、快走、體操、散步、伸腰、爬山、腳踏車……等，運動前需暖身五分鐘，運動後收操五分鐘。每次運動需持續三十分鐘以上，每週至少三次；清晨運動最好，但如冬季清晨較寒，可選擇室內運動，或待太陽露臉再活動。忌諱不當的運動，如劇烈運動，或強度高、緊張度高的刺激性活動。

三、控制體重：體重過重是導致血壓上升的誘因之一，有效減重的效果優於加重藥物劑量，並能減少其他併發症的發生。運動再加上飲食管理，是維持體重的不二法寶，搭配得會有很好的效果，且能持續，同時也可降低罹患其他心血管疾病的風險。男女性的標準體重分別是，男性：（身高 180）×0.7；女性：（身高 170）×0.6。

四、講究清淡飲食：少量多餐多變化，低脂少鹽多原味，少吃動物肝、動物皮、豬油等高脂肪食物，少油炸、燒烤，多用水煮、清蒸，炒菜改用水炒式或選用植物油。

五、調整生活習慣：不熬夜，少應酬，早睡晨起運動，多活動、不過勞；要戒菸、戒酒，不喝含咖啡因飲料；避免用過冷或過熱的水泡澡或淋浴，泡溫泉更要小心謹慎。並且養成記錄生活的習慣，包括起床、睡覺時間，運動時間，進食的種類和數量，每天的血壓數值，體重……等等，這都是檢視自己，管控健康的第一手資料。

六、做好情緒管理：學習放輕鬆，維持好的心情，凡事不急不躁，心平氣和，要淡定，並安排適當的休閒娛樂與旅行，可以降低壓力，舒緩緊張。否則交感神經常處於過度激活狀態，就容易心跳加速，周圍血管收縮、血壓升高。

非藥物治療

全世界醫生都肯定，減鹽的飲食（每天飲食的鈉攝取量不超過 100mmol/day，即 2.4 g 的鈉，大約是 6 g 的鹽）不只降血壓效果好，更可以提高降壓藥的效果。相反地，若血壓高的人飲食方面不講求清淡，仍常吃甜嗜鹹，再多再好的降壓藥也枉然。

保養要穴

人迎穴是胃經脈的本輪要穴，是頸動脈跳動之處。病理上，血壓高症多會出現頸動脈血管雜音、頸靜脈壓上升，因此一手抓拿兩側人迎穴，感覺頸動脈跳動、腫脹、或有疼痛的異樣的感覺，飲食方面就要特別注意。另外，腳背最高點的腳背動脈，是胃經脈的衝陽穴，小腿外側的足三里穴、上巨虛穴、豐隆穴、下巨虛，背部第十二胸椎旁寸半與三寸的胃俞與胃倉穴都是針砭、刮痧或推拿的有效穴區。枕骨下的風府穴、風池穴、啞門穴、天柱穴是熱敷、推拿按摩的極有效部位，可以緩解腦壓上升，減少腦內出血機會。再配合黃耆桂枝五物湯、補陽還五湯（藥方索引51、56）斟酌調理，必見效果。

養生導引按蹻

腳趾縮，手指開，腳趾張，握拳緊。步驟：

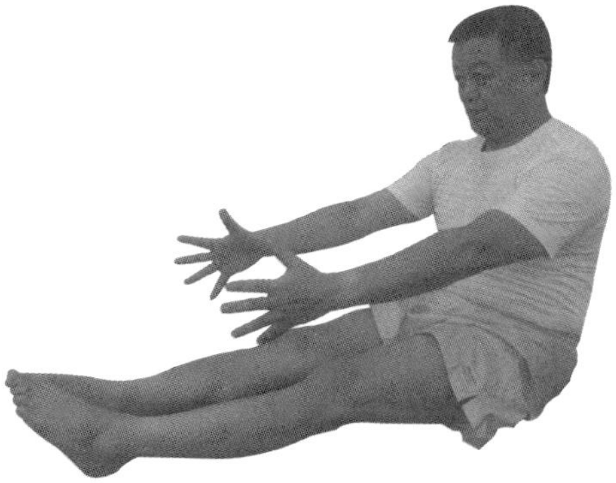

圖 18-2 腳伸直，腳尖向下壓，可激活腳底心湧泉穴；手伸直，十指展開，可激活勞宮穴，調節血壓。

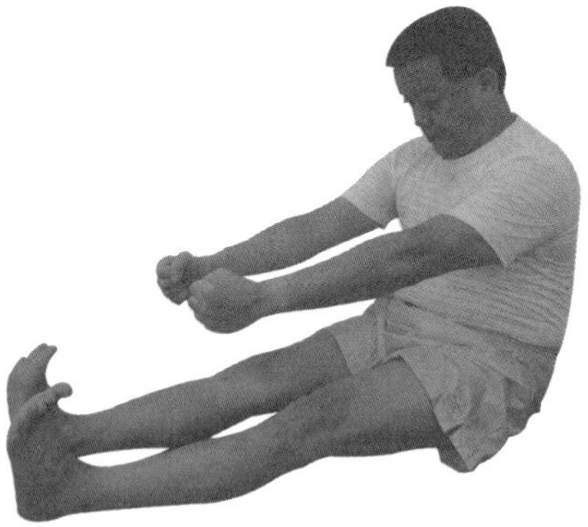

圖 18-3 腳伸直，腳尖向上至極限，手伸直握拳刺激勞宮穴，強健末梢神經，調節血液循環。

一、正坐或躺正，腰背靠緊，腳伸直腳尖向下壓至極限，十趾緊縮激活湧泉穴（腳底心），手伸直（或手抬高伸直）十指展開至極限激活勞宮穴（第二、三掌骨間），緩緩調息，逐漸用力，呼吸調息共十回。

二、正坐腰背靠緊（或躺正），腳尖向上翹至極限，十趾張開激活湧泉穴，手伸直（或手抬高伸直）握拳至極限激活勞宮穴，緩緩調息，逐漸用力，呼吸調息共十回。

三、重複步驟一、二的動作十遍。

養生效果

強健手腳末梢微血管循環，促進全身臟腑與腦部的血液循環，血壓高嚴重的患者，要依循漸進，勿操之過急。

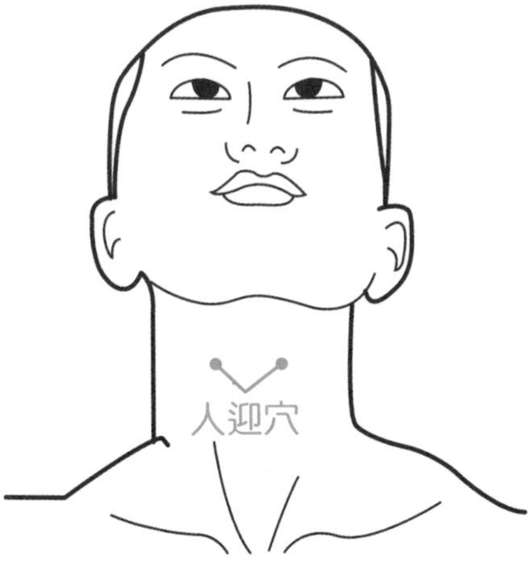

圖 18-1 人迎穴是頸動脈跳動之處，按人迎穴感覺脈動異樣或出現腫脹疼痛情形，飲食要特別注意。

水腫

＊智慧語：穿鞋怕腳腫，戴帽怕臉腫。

水腫概念

浮腫就是大家所認知的水腫。一發現水腫，大多數會聯想到是不是腎臟出問題了？這確實也是病人到腎臟科門診的主要原因之一。然而，會引發水腫的疾病不只是腎臟病，而腎臟病也不一定會出現水腫。

細胞與細胞之間存在著細胞間質，人體組織內的細胞都浸潤在細胞間質液，也就是組織液中。人體會水腫是在間質組織或體腔內的體液增加，可能是滲出液，也可能是漏出液。前者是一種發炎液體，例如膿水就是典型的發炎性滲出液；後者是漏出在血管外的液體，例如血漿因血管壓力發生變化而漏出到血管外。組織液是流動於組織間質之間的生命液體，通常四肢末梢的浮腫就是眾所周知的水腫，其次是臉部的浮腫，其他嚴重的還有如胸水、腹水等，亦是水腫現象之一。

水腫有全身性水腫和局部性水腫。局部性水腫，就是發生在身體臉部、四肢某些部位的水腫；全身性或對稱性水腫，則指發生在全身及軀體上半部或下半部的水腫。水腫也有壓痕性與非壓痕性、急性（單回性、反覆性）與慢性之分。

水腫的原因

水腫是症狀，重點是找出並處理引起水腫的原因。引發原因很多，有可能是體質，腎臟病、心臟病、肝硬化等疾病也可能引起水腫，服用某些藥物也會，而孕婦水腫更是天經地義的事；在諸多腫症中，除了孕婦之外，以體質性水腫最為常見，且好發於女性。

一、體質性水腫：少部分發生在女性生理期的三到五天，大部份此類型水腫的發作則與月經並無明顯關係。其特色在於早上起床時並無水腫，但到了下午卻小腿腫脹得厲害，體重甚至可暴增一公斤以上；晚上臥床休息時，尿液又特別多。此現象事實上其健康狀態是正常的，根本無須任何治療。千萬忌諱濫用利尿劑企圖消腫，反會加重病情，甚至再另外造成腎臟負擔。可以從生活上調整，建議穿彈性襪，飲食清淡，適當控制水分及鹽分的攝取量，長時間站姿工作者，除穿彈性襪之外，每隔一小時讓腳墊高超過心臟三至五分鐘，睡覺時也將小腿墊高睡，可改善水腫情況。少部分婦女的水腫和月經週期有關，在月經來前一兩天即有發腫感覺，有人連乳房及小腹都會發脹，通常月經過後水腫即會消失。

二、腎臟病：腎臟病引起的水腫，要伴有小便泡沫存在。主要是因為蛋白質大量由尿中排泄，血中蛋白太低所致。有部分的人則是因為腎機能嚴重衰退，無法完全排出水分及鹽分引起水腫。腎臟病水腫會全身性或身體兩側對稱性水腫，例如兩腳都水腫。當尿液有像肥皂泡沫般彼此相連、又不易化開的情況時，就要趕緊作進一步檢查，確診是不是腎臟病。

三、心臟病：心臟病病人也常有水腫發生，尤其是心臟衰竭病人走路、爬樓梯都會喘息及呼吸困難，短短的路程或上爬幾階樓梯就氣喘如牛，非得要停下休息才能繼續走爬，並有胸悶、心悸、疲倦虛弱等現象，通常會併見下肢水腫。

四、肝硬化：國人肝硬化三大常見原因，包括病毒性肝炎（B型、C型肝炎最常見）、酒精、藥物。肝臟是沉默的器官，肝硬化初期並無特別症狀，較明顯的是容易疲倦、食慾不振，有時會合併腸胃道不適或伴隨右上腹部不適。等到有特別症狀如腹水、黃疸、下肢水腫、腹壁靜脈曲張、消化道出血等情況出現時，表示肝機能嚴重受損，常常已經是晚期並有合併症出現。

五、藥物：某些止痛藥如非類固醇抗發炎藥、某些降血壓藥如鈣離子阻斷劑、女性荷爾蒙……等均會引起水腫，因為藥物會影響腎臟及腎上腺機能，常見於疼痛症者長期服用止痛藥，或慢性關節炎病人服用藥物或打針後發生。當停止服用，給予適當的支持療法後可以逐漸改善。但類固醇的副作用造成如月亮臉、水牛肩、水蛙腹等，則較難恢復如常。

六、局部血管或淋巴管阻塞：下腔靜脈或淋巴管阻塞都可以引起下肢浮腫，通常只好發於單側小腿。老年人、年輕女性、雷諾氏症或末稍神經發炎，也會因為血管舒縮的自主神經系統發生病變，而引起對稱性下肢浮腫；甲狀腺機能過低所導致的黏液性水腫，也常發生於下肢。靜脈阻塞也可引起局部性水腫，常見的有血栓靜脈炎、靜脈曲張、淋巴腺腫或淋巴瘤、淋巴管阻塞等，不但有水腫，而且附近組織皮膚會變厚變硬，使整個肢體腫大。

七、懷孕水腫：懷孕五個月後因漲大的子宮壓迫下腔靜脈，血液回流不易，於是停滯在組織間隙內容易水腫：也由於荷爾蒙變化，體內逐漸累積水分，但這些水分又因為血管內蛋白質濃度降低，沒有留在血管內，反而逐漸滲入組織中。以上現象會慢慢累積，直到懷孕中期以後才會發生。根據統計，孕婦有水腫的比例高達百分之八十，主要以下半身水腫為主，上半身水腫者，主要是臉部、手部，只占三分之一。出現的時間從懷孕五個月後逐漸明顯，生產前最嚴重。

總之，大部分人發生水腫是體質性的，不須做任何治療。但如情況持續發生，或有明顯發展者，建議最好能請醫師作心、肝、腎、腎上腺等篩檢，以確知原因。若是病源性水腫，早期治療，或長期觀察追蹤；但切忌因被診斷為體質性水腫，或找不到其他病因，即自行濫用利尿劑，不但未能確實消腫，而反傷身體。

自我檢視浮腫

水腫貯留於間質的是細胞外液，而腦水腫雖然也是水腫，卻是細胞內液增加。正常狀態下，人體細胞內液和細胞外液的比例約保持二比一的狀態。這些體液占體重的百分之五十～六十，同時在好幾方面維持著均衡——細胞內占三分之二，細胞外占三分之一，這一分布比例非常穩定。當組織或器官發生病變，比例一旦失衡就會產生水腫現象。

動脈、靜脈及微血管循環障礙和不足的部分，淋巴管會參與協同作業。動脈從心臟幫浦輸送到微血管，血管的壓力漸漸減少，到了微血管轉到靜脈時壓力是零；靜脈血回流心臟要靠旁邊的骨骼肌來幫忙，人的活動主要就是讓靜脈回流心臟順暢，當然要有動脈輸出才能活動，一如吸氣之前要吐氣才能吸氣。靜脈回流心臟無法百分百，大部分的體液（組織液）在流動之間，要透過淋巴系統，以淋巴管回流心臟，因此人體有六百個淋巴結散布在腋下、乳部及腹股溝；淋巴小節在鼻咽、口咽及盲腸等部位也都具有生理運轉的意義。所有的水腫、腫脹，幾乎都是從末梢開始，依各種病灶，在頸部、頭部、後腦部、胸部、腹部、四肢等不同部位浮腫起來。

水腫好發部位

由於重力（地心引力）的關係，組織液不正常增加時，最好發於長期站立、坐姿中最低點的雙腳部位，或清晨醒來，常發覺眼睛周圍、眼瞼泡腫，有人則感覺雙手腫脹拳握不緊，其中以雙腿最為明顯。除了自覺有腫脹感外，客觀因素如鞋子變緊，不易穿下，尤其是長途飛行下來，腳幾乎腫脹到穿不進鞋子裡，脛骨前（即小腿前側）用手捺下會有明顯凹痕。

《內經．經脈篇》闡述人體十二經脈與任、督二脈的大循環運作；《本輸篇》則是人體十二經脈從四肢末梢回流軀體臟腑的小循環運作。針、灸、砭、導引按蹻，強調小循環運作，而藥與食療則是著重大循環運作。早上醒來可先檢視自己的手腳是否靈活輕鬆？臉部是否輪廓清晰？眼瞼是否立體有力？這也是在檢視小循環的運作狀況；晚上睡前看看臉部、手腳與腹部的情形，是否有局部腫脹？腫脹部位壓了是否有指痕留跡？是偶爾發生，還是發生很頻繁……等，都是個人一日所為的身心回饋，特別是手指、腕部、腳背、腳踝、腳跟、眼睛周圍，都是反應站。

水腫程度評估

評估水腫程度，一般分為四個等級，在浮腫的部位，至少壓捺五秒以上，檢視有無凹陷及衡量壓痕的程度。小腿脛骨表面、兩腳足背、內踝後方是重點按壓部位，浮腫壓痕程度以輕度、中度、深度、嚴重四個等級來評估：

一、輕度凹陷：2mm（0.2公分）及以下，很快恢復且下肢看不出水腫。

二、中度凹陷：4mm（0.4公分），十～十五秒後才恢復。

三、深度凹陷：6mm（0.6公分），持續較久的時間才恢復，下肢可見腫脹。

四、嚴重凹陷：8mm（0.8公分）及以上，凹陷會持續一段時間，下肢腫脹非常明顯。

每個人早上起來都會有浮腫現象，只是輕重程度不同，年輕族群，起床後刷刷牙、手腳動一動、上完廁所，就活力十足，毫無腫狀了。年紀愈長，如果不靠活動運動促進靜脈回流心臟順暢，就不可能快速消腫。年輕人新陳代謝好，氣血循環順，長肉先長在臉部；上了年紀，新陳代謝減緩，氣血循環不順，浮腫先出現在臉部，尤其是眼瞼和兩側臉頰。人不得不服老，「老」要讓氣血循環順暢，更要吃的少而巧，動的多而妙，如此才不會醒來浮腫，一累就憔悴。

浮腫是水腫的先兆，但浮腫退得快，水腫則退得慢，所有的水腫都從浮腫慢慢演變而成。吃喝太多時，會覺得十指腫脹，難以握緊。最明顯的是早上有晨起運動習慣的人，不論騎單車、跑步、快走、有氧性舞蹈或登山，只要大量流汗之後，手腳會感覺特別的結實有力，甚至有點乾瘦、骨節分明。晚上應酬喝了啤酒、飲料，吃了高鹽高脂重口味之類的東西，睡前都會感覺手腳腫脹，甚至腹脹胸悶，早晚體重差個三、四公斤的大有人在。年輕時身體好代謝快，浪漫輕狂又何妨？上了年紀或身體不好，要有自知之明，千萬要節制食飲，不要與撒旦共舞還自以為大丈夫。

消水腫食物

哪些食物消水腫？經過專業醫師確診屬於體質性水腫，而非其他組織器官異常者，無妨試試搭配食療方法來消水腫。但食物攝取仍以均衡、適量為原則，並不是能消水腫就大量食用，反而會造成失衡，更害健康。

一、紅豆：赤色入心，能帶動血液循環，有清熱解毒功效；紅豆含鉀及多酚類的紅豆皂苷，能利尿，改善腳氣及消水腫。煮紅豆水當茶喝，不加糖，豆子可少吃，因澱粉質也是增胖來源之一。一般人如懷孕、吃重鹹、壓力或體質性引起的水腫，喝了能帶動水分循環與代謝，排除體內濕氣；溫熱或常溫喝都適合，但不可冰飲。有些疾病性水腫需控制水量者，就不宜大量喝紅豆水。

二、薏仁：喝薏仁水，有清熱利尿、消水腫作用，但脾虛消化不良而便秘者不適合，喝了恐便秘更嚴重；孕婦體虛、有流產跡象、曾經流產或有子宮收縮現象者都不宜；汗少、頻尿、消化功能虛弱者也不宜。

三、冬瓜湯：冬瓜連皮帶籽熬清湯，不加鹽，通利小便，消水腫。惟性較寒，可酌加薑絲同煮，體虛胃寒者不宜，孕婦體虛、有流產跡象、有宮縮現象者亦不宜。

其他如黃瓜、苦瓜、絲瓜、椰子水、西瓜都具有利尿消水腫功效，但攝取的量也當控制，而且具利水效果的蔬果，多數同時具清熱作用，質性上並不適合體質虛冷的人。

養生藥方

在中醫藥方面，消腫作用通常較全面，且同時具有治療效果。臉上浮腫，多頸外靜脈循環不良，適合五苓散（藥方索引15），取豬苓、澤瀉、白朮、茯苓、桂枝各二錢，加四碗水煮成一・五碗，三餐前各喝半碗。

後腦浮腫，多頸內靜脈循環不良，服用真武湯（藥方索引43），取茯苓、芍藥、白朮、生薑、炮附子各二錢，加四碗水煮成一・五碗，三餐前各喝半碗。

足背浮腫，多為大隱靜脈循環不良，適合半夏瀉心湯（藥方索引52），取半夏、黃芩、乾薑、人參、炙甘草、大棗各二錢、黃連一錢，加四碗水煮成一・五碗，三餐後各喝半碗。

小腿浮腫，多小隱靜脈循環不良，宜腎氣丸（藥方索引54），取乾地黃、山藥、山茱萸、澤瀉、茯苓、丹皮、桂枝、炮附子各一錢，加四碗水煮成一・五碗，三餐前各喝半碗。

以上藥方適合居家當保養茶喝，要進行臨床治療，得經醫師診斷，根據個人病情，就藥方之君臣佐使配伍，斟酌各組成之不同劑量。

養生導引按蹻

水腫：腳尖抬高消下肢腫，雙手上舉退上肢腫。步驟如下：

一、腳下踩斜坡板，腳跟著地腳尖朝上，膝蓋伸直，手扶穩，緩緩調息，維持姿勢至少五分鐘，斜坡板的角度可依個人體況十五度角、二十度角、三十五度角，依序上升。踩斜坡板，刺激然谷穴（內踝前下方，腳弓凹陷的骨縫隙），與太溪穴（內踝後方凹陷處）。

二、兩腳站穩，雙手往上抬舉至極限，手肘撐直，雙手儘可能貼近耳朵，緩緩調息，維持姿勢至少五分鐘。刺激極泉穴（腋窩中央區域）及淵液穴（極泉穴下三寸）。

養生效果

踩斜坡板促進全身最長的靜脈——大隱靜脈，及腳部淋巴回流心臟順暢，並養益心、腎功能，帶動血液循環及排尿代謝，改善下肢水腫現象；抬舉雙手促進全身最重要的靜脈——橈靜脈，及上肢淋巴回流心臟順暢，養益心、肺功能，帶動呼吸系

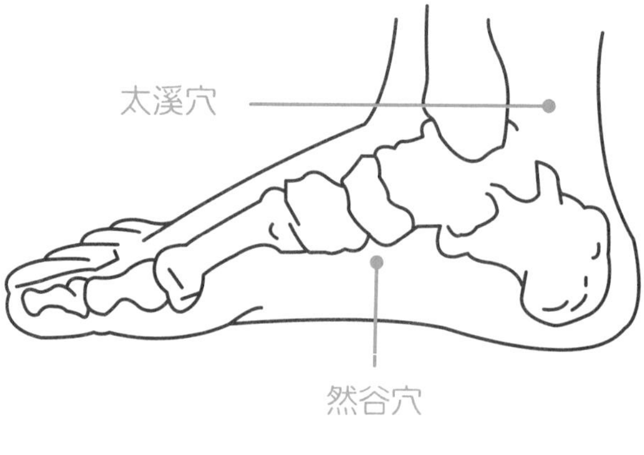

圖 19-1 刺激然谷穴與太溪穴，促進全身最長靜脈——大隱靜脈回流，改善下肢水腫。

統及心血管系統，促進整體循環，改善上肢水腫現象。操作初期因腳步未臻穩當，建議背部靠牆，以免跌倒。

排尿障礙

＊智慧語：尿不好始於小狀況，即時調整排尿無礙。

排尿問題多

一個晚上要起來上兩、三次廁所，這是夜間頻尿，多伴見尿量多；因為膀胱機能低下，晚上生成的尿量超過膀胱容量。如果夜間頻尿但尿不多的情況，會因為年齡愈長症狀越嚴重，六十五歲以上長者幾乎約百分之八十有此困擾，這也被認為是睡眠障礙的禍首。如果孩童時期有尿床病史，基本上屬成長發育障礙，腦下垂體的發育較不理想，影響大腦對排尿的管控機制所致。

排尿障礙絕不是一項單一疾病，背後可能有其複雜因素或共通性，甚至互相影響，因此別認為排尿障礙是小事，當尿不出來、頻尿、急尿或尿失禁時，絕對會變成人生大事。臨床上就是要透過各種方法，精準找出尿不好的原因，以排除障礙。

非老人專利

印象中，好像年紀大的人較有排尿問題，像年長女性會尿失禁，連打個噴嚏都尿直直流；年長男性會攝護腺肥大，造成排尿困難如涓流。現今，有排尿障礙的人口愈來愈多，年齡層也往下降，造成排尿障礙的原因，更是不下百種，例如學生、上班族、生產線從業人員長時間憋尿，常因忙碌或環境不允許，無法在有尿意時立刻上廁所；或因情緒緊張造成間質性膀胱炎；再者也常聽聞意外事故，如車禍、摔傷帶來的脊髓損傷或癱瘓造成排尿障礙、腦中風後遺症神經性排尿障礙，以及因腹腔病變如割除器官腫瘤之後進行化療、放療，造成輸尿管沾粘、影響排尿的病例，各類病例都比以前多得多。

女性排尿困擾

不止男性會為泌尿問題苦惱，女性朋友也常見泌尿道症狀，頻尿、急迫性尿失禁、夜尿、尿流速減慢、尿瀦留、排尿中斷與尿不淨殘尿，都是臨床上常見的病例。婦女排尿狀況，涉及曾經生育、骨盆腔手術，脊椎受傷等狀況；不少婦女因生育關係，年老之後常因一個噴嚏、一陣咳嗽，或下腹部稍加用力，就有尿液滲出，嚴重影響生活品質。

建議接受詳細的病理檢查，正確診斷出病因所在，同時輔助以生活起居及飲食等管理，症狀多見改善。平時可多訓練縮肛縮陰部的動作，強化骨盆腔肌肉、尿道括約肌的縮張能力；冬季可酌以麻油雞、八珍湯、十全大補湯等滋補食品，因不少狀況是小腹虛冷、循環虛弱，間接影響腎臟、膀胱泌尿功能，以及主控泌尿系統的肌肉群乏力或緊張無法放鬆，而造成的尿失控或尿阻塞。食物和運動可以改善症狀。

自我診察

通常人一見浮腫，就想辦法要利尿，其實清晨醒來的浮腫，透過晨跑、快走、騎單車、舞蹈等運動流汗，即可去水消腫，根本無需藉由利尿劑之類來消腫。四肢末梢浮腫通常不會是單純的心臟問題，簡單來說，上半身的腫脹可藉由運動發汗，效果快；下半身的腫脹，絕大多數可以靠通暢大小便來改善。

穿襪子、鞋子、戴手套，或握拳、拿東西，甚至走路……都感覺到自己有浮腫現象，如果這些症狀是近期才開始出現，反應該階段肺臟的循環狀況不佳，藉有氧運動來加強肺泡換氣效率，及支氣管等呼吸道的新陳代謝，浮腫現象自會改善。

肺鬱血或肺水腫，會併見四肢末梢水腫，如未能儘速改善，讓肺鬱血現象加重，將影響及心臟系統的循環，使肺靜脈無法順利回歸心臟左心房。氧氣無法送入心臟，會出現全身氧氣不足的現象，就有可能會造成鬱血性心臟衰竭。

一旦身體出現水腫現象，又併見排尿障礙，發生初期，一定要加強肢體活動及運動，促進排泄讓身體有效代謝水分，可以改善肺臟功能；否則，就需從利尿的角度來維護腎臟功能。

健康養護觀念

如果確診有排尿障礙，除了配合醫生作一定的醫療外，還要從家居生活上輔助調理，才能確保治療效果。不論是尿量少或幾乎無尿，發病者常有一共通毛病，就是忽略生活品質，不是過度勞累，就是飲食失調，再者睡眠品質也差，要根治則需從調整生活步調作起，早睡、晨起運動、少量多餐多變化是三大養身法寶。對自體免疫疾病患者而言，如果上呼吸道出現類似感冒症狀，症狀明顯者適合人參敗毒散（藥方索引6），若有若無不甚明顯就用柴胡桂枝湯，下泌尿道有障礙症狀，急則服真武湯（藥方索引43），輕則腎氣丸（藥方索引54）。

中國俚語說：「男怕戴帽子，女怕穿鞋子。」其實不分男女，如頭大臉腫就要思考是否腎臟開始出現異狀，一般多是水分和體液、鈉含量的問題；但一旦腳腫沉重，就可能是心臟、淋巴、血液循環的毛病。

自古以來男人怕腎虧（性功能不全）、怕雄風不再（生殖器官不舉），外生殖器官的肌肉表現，諸如球海綿體與攝護腺等均與排尿關係甚為密切，對非醫師專業者而言，很難辨識是性功能障礙？還是泌尿問題？短時間內喝入大量水，確實會影響腹部、下體，以及外生殖器官的循環，容易發生勃起障礙；加上坊間購買利尿劑方便，也有人服用成習，養成藥物依賴，不服利尿劑就自覺排尿困難及腫脹。

利尿消腫正確觀念

利尿劑確實可以消一時的浮腫與腫脹，讓人感覺較輕鬆；但它造成重要組織灌流損傷的可能性也很大，除了腎衰竭等腎臟疾病外，腎臟因具有排除過剩水分與鈉的功能，可保持正常的細胞外液量。當浮腫時，不管細胞外液量是否增加，腎臟仍繼續貯留水分與鈉，從血管內到間質的體液移動造成血漿量減少，組織灌流低下，相對就啟動了身體的代償作用。腎臟水分與鈉貯留的浮腫，以心衰竭、肝硬化及腎臟症候群三種為多。

東漢張仲景所著《傷寒論》中指出，若皮表體液蓄留多，小青龍湯（藥方索引10）專治「表證不解」、「小腹脹滿而呼吸不順暢」，主要就是促進肺臟的肺靜脈循環，進而改善小腹脹滿現象；常早上臉浮腫，雙手也浮腫，握拳不方便，二十～三十分鐘後就消腫，絕大多數是長期缺乏有氧運動，發育中的孩童有此現象，適合早上服小青龍湯科學中藥三公克，能縮短臉部及雙手浮腫的時間。

實例上，不少父母已用之見效，稱奇不已。但小青龍湯終究是藥，雖有利尿消腫良效，終究只是權宜之計，其組成中有麻黃、乾薑，對血液循環也非長期有益，培養運動習慣才是根本之道。

西醫病理學上，浮腫基本上只有兩個原因，一個是腎的鈉及水分貯留，是全身浮腫的主要原因，適合五苓散、豬苓湯、真武湯；另一現象是局部浮腫，其原因是淋巴管無法將微血管過濾的體液從間質部分回到血管內而出現閉塞。中醫將十二經脈依其肢體領域分部，以腳部浮腫為例，肝經脈的行間穴、太衝穴、中封穴、蠡溝穴等穴區浮腫，如果是晚上才腫，服用小柴胡湯（藥方索引12）。全身皆浮腫，大便通暢者適合柴胡桂枝乾薑湯（藥方索引37），大便不通暢者柴胡加龍骨牡蠣湯（藥方索引36）；輕度脂肪肝及肝臟功能不好者，都可以因此獲得一定程度改善。輕症者，一天服用二～四次科學中藥，每次三公克就見效，嚴重者則建議經由醫生診斷後，依病狀處方湯劑。

尿濃度與尿色

尿濃度與水的比重標準是 1.005 ～ 1.020，尿比重 ≧ 1.020 是濃縮尿，可能是脫水狀態，糖尿病尿的比重較高；比重 ≦ 1.005 是稀釋尿，如水中毒及尿崩症等。正常的尿色是淡黃色，紅色的食物與藥物也有可能使尿色變紅，尿色變黑有可能是銅中毒（尿放置一段時間，從黃色變黑色）。正常尿的濁度應透明而不混濁，混濁尿是尿中有微生物、細胞、尿圓柱（一種蛋白質的凝聚物）等，可能是尿路感染、血尿、脂肪尿或尿酸尿（代謝疾病）。

養成良好習慣

有些排尿障礙的病理原因是無法排除的，症狀的改善也較有限，像脊髓損傷或腦中風所引起的神經性病變，但絕大數是可以預防的，例如改掉憋尿習慣，防止發生間質性膀胱炎，以免反覆發炎破壞了膀胱的張力和收縮力，久了也容易造成膀胱萎縮，如此一來，泌尿障礙將更難克服。平時就要多愛護自己的膀胱，而且從小、從年輕就要建立此觀念，從現在就開始重視尿事：

一、勿憋尿：有尿意就要去上廁所，有想尿的感覺就表示膀胱已受到刺激，該到排尿的時候了，千萬別為任何理由憋尿。

二、多喝水：每天至少 2000cc，喝水有方法，不是一口氣灌下 500cc 這樣的喝法，每隔四十五分鐘到一小時喝水 100 ～ 150cc；夏天流汗多，或運動量、勞動量大，排汗多者，更要適時適量補充水分，並注意鹽分的補充。喝足夠的水，可以將細菌沖離泌尿道，減少感染，以免影響排尿。

三、放輕鬆：我們的腸胃、心臟、膀胱，都是由自主神經所管轄，當情緒失調、壓力大、緊張焦慮或煩躁不安時，大腦分泌的傳導物質會作用在自主神經所控制的器官上，產生功能變化，最常見的如考試前拉肚子、比賽前心跳很快、緊急時頻尿急尿，這都是心因性的。情緒和人體很多功能以及現象息息相關，隨時提醒自己：放輕鬆！放輕鬆！保持輕鬆的心情，可以讓身體很多的不適不藥而癒，別讓負面情緒，造成器質性的傷害。

養生導引按蹻

排尿障礙：通暢尿道無障礙，自踩太溪踏照海。步驟如下：

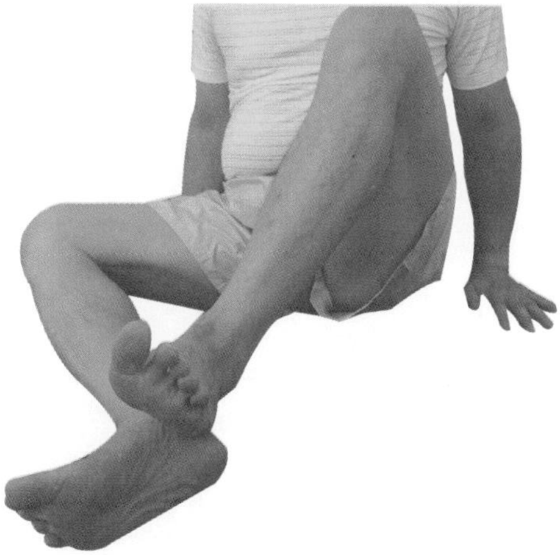

圖 20-1 踩踏內踝下方照海穴及太溪穴，調整排尿狀況，紓緩攝護腺炎、腎炎及尿道感染。

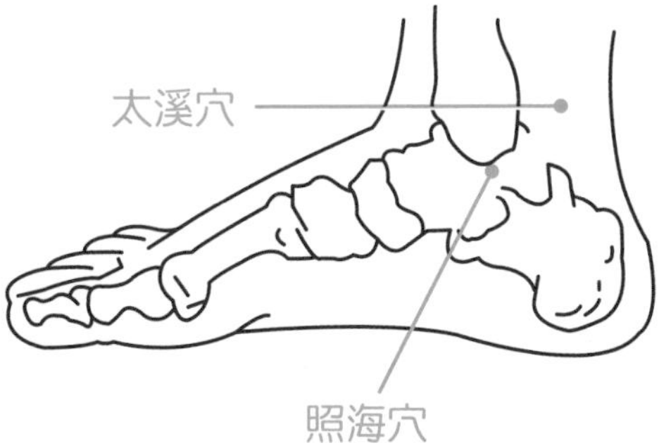

圖 20-2 刺激照海穴及太溪穴，促進腎經脈及大隱靜脈回流腹股溝，改善排尿狀況。

一、坐好，以右腳跟踩踏左腳內踝下方的照海穴（腳內踝下緣）及太溪穴（腳內踝後緣凹陷處），緩緩調息，腳跟逐漸用力踩，呼吸調息共十回為一程。

二、換左腳踩右腳，一樣踩踏方式和呼吸頻率。

三、重複步驟一、二各十遍，可斟酌狀況延長踩踏時間，效果更佳。

養生效果

促進腎經脈及大隱靜脈回流腹股溝，並調整排尿狀況，可紓緩攝護腺炎、腎炎及尿路感染。

鼻血與經血

*智慧語：鼻腔出血天府止，月經出血頂血海。

出血

出血性疾病可能是外傷造成，甚至從外表不見大傷害而有嚴重內出血現象，或是外科手術後的種種變化；也有可能是突發性出血，如流鼻血、眼睛出血、腦內出血……等；較嚴重的是血友病者其止血功能有缺陷，凝血酵素量不足夠，小傷雖可暫時止血，但對持久性或較深層的止血即有狀況，如在肌肉關節深層地方，出現的關節血腫症狀。

出血異常以紫斑症及月經過多最為常見；凝固因子沒有異常卻容易出血，可能是肇因於血管及周圍支持組織的異常，如外傷後的出血，或關節過度伸展出現的鬆皮症（Ehlers Danlos）症候群，皮膚及血管相對脆弱，容易出血；老年人皮膚及皮下組織脆弱，小小外傷即皮下出血瘀紫，此為高齡者紫斑症，稱為老年性紫斑。

常見的出血部位，如黏膜出血和關節出血。黏膜如皮膚黏膜、鼻黏膜、腸胃黏膜，都可能因止血或凝血功障礙而引起出血；血友病患者則常見膝關節、肘關節和踝關節出血。另外，血栓發生的部位，如動脈血栓好發於腦部、心肌，靜脈血栓常發生在頸內靜脈、鎖骨下靜脈、門靜脈、深靜脈等，以上所言的出血部位與血栓部位，在臨床上各有其遺傳性與後天性的差異。

鼻出血

鼻出血，又稱鼻衄，是很常見的症狀之一，多因鼻腔病變引起，也可能是全身疾病造成，偶爾也有因鼻腔鄰近的組織病變出血，經過鼻腔流出者。

鼻出血多數發生於鼻中隔前下部位，這堪稱是鼻中隔最易出血的地方，因該處分布有擴張血管形成的血管叢；出血部位在鼻腔後方或其他部位者較少見。鼻出血大多數為單側性，但也有雙側出血的情形。出血量多寡不一，可以很少僅鼻涕中帶血，但也可能是動脈性大出血，嚴重者甚至發生會失血性休克。多數鼻出血會自行停止，然而可能反覆再出血，一天出血一次以上，亦可能持續出血。

鼻出血、流鼻血，在孩童身上，以及乾燥地區居民身上較常發生，通常不是造血功能異常所致。流鼻血是不是生病？這方面的判斷很重要，尤其當與季節變化無關，卻頻頻流鼻血，甚至嚴重到需要以燒灼術來止血，就應該就醫查明真正的出血原因。

鼻出血原因

造成鼻出血的原因非常多，大致可歸納為局部性和全身性兩種。

一、局部性原因：鼻部受到撞擊，這是運動場上最常見的運動傷害之一；或是挖鼻過深、過重，傷及黏膜造成出血。

鼻中隔彎曲、鼻中隔糜爛、潰瘍或穿孔亦是出血常見原因；鼻子局部黏膜薄，一旦受空氣刺激，如氣候太乾燥，或冬天收縮的鼻腔血管擴張，因空氣中所含濕度不足以濕潤鼻腔，鼻內乾燥、發癢，輕輕摳挖就很容易就出血。

又鼻部炎症如乾燥性鼻炎、萎縮性鼻炎、急性鼻炎、鼻竇炎，也是鼻腔常出血的原因，至於特異性鼻炎如鼻結核，因黏膜潰爛，很容易出血。臨床上也有由鼻腔、鼻竇或鼻咽部腫瘤引起的出血。

二、全身性原因：全身性原因造成鼻出血，狀況十分複雜，鼻出血通常只是諸多症狀之一，建議就醫找出確切病因，以免耽誤嚴重疾病的診治先機。心血管疾病，如高血壓、血管硬化、凝血機制異常、白血病、血友病、各種紫癜，以及上呼吸道感染、流感等都可能併見鼻出血。肝、腎慢性疾病以及風濕熱等，也可伴發鼻出血。缺乏維生素C、K、P及微量元素鈣，影響及凝血也會發生鼻出血。至於化學藥品及藥物中毒，如磷、汞、砷、苯等中毒，或長期服用水楊酸類藥物，可因造血功能被破壞或凝血酶原減少而容易引起流鼻血。再者，因內分泌失調，青春發育期少女有代償性月經鼻出血也頗為尋常。先兆性鼻出血，經絕期或妊娠的最後三個月也可能發生鼻出血。遺傳性、出血性血管擴張症之出血，也有病例，但好發於白種人，亞洲人相對較少。

中醫看鼻衄

從中醫角度看鼻衄，多肇因於經脈或臟腑積熱熾盛，而迫及鼻竅造成鼻出血。外感風熱或燥熱邪氣，致肺經脈熱盛，迫血妄行從鼻竅出血。胃經脈、胃腑或因暴飲烈酒、過食辛燥，積熱日久，傷及鼻中血絡，血隨熱湧出成鼻衄。情志不遂，肝氣鬱結，久郁化火，肝火隨之上逆，損傷脈絡，鼻血於是外溢成流。房勞過度，耗傷腎精，或久病傷陰，肝腎不足，無以藏血，虛火上炎，鼻竅隨之出血。久病不癒、憂思勞倦、飲食不節，損傷及脾統血的功能，以致脾氣虛不攝血，血脫離脈道，滲溢於鼻而致鼻衄。

鼻出血居家處理

流鼻血時，一般人都本能的將頭向後仰，認為鼻孔朝上可以有效止血，其實是錯誤的。「後仰姿勢」會使鼻腔內已經流出的血，因姿勢及重力關係向後流到咽喉部，這只是看不見血往外流，並非真正止血，實際上血還是繼續在向內流；而且，也無法確定血流量以評估嚴重程度，內流到咽喉部的血液還會被吞嚥入食道及胃腸，刺激胃腸黏膜，產生不適感或嘔吐；如果出血量大，還容易吸嗆入氣管及肺內，堵住呼吸氣流造成危險。

若居家時突然流鼻血，怎麼辦？如在太陽下或室外炎熱環境，先以衛生紙或手帕等摀住鼻孔，即刻到陰涼的地方或室內。保持鎮靜，採坐姿，頭部保持正常直立或微微向前傾，以減低血管壓力；用消毒過棉花塞住流血的鼻孔，用手指從鼻外壓迫出血側的鼻前部（軟鼻子處，約當鼻翼上方），約五至十分鐘。

不應壓迫鼻上端鼻骨（即兩眼之間的鼻根山）來止血，因此處並無出血點。可直接冰敷整個鼻子，加速止血。另一側未流血的鼻孔仍可通暢呼吸。若兩側都流血，則改用口呼吸。

保持安靜，因為走動、談話、發笑或擤鼻子、掏挖鼻孔，都可能加劇或繼續流鼻血，也應暫時避免吃太熱的食物，先以清涼、常溫、無刺激性的流質或半流質為主。也別急著沖熱水澡。

經過上述妥善處理，單純的鼻出血，應可於短時間內止血；如仍無法止血，則必須送醫治療，切勿延誤。流鼻血仍有其危險性，若判斷或處理錯誤，可能造成更大傷害，尤其是經常性的流鼻血或出血量異常時，就要考慮是否為他疾病的徵兆，及早就醫找出病因，對症治療。

止鼻血急效穴

在進行以上出血處理時，同時壓按天府穴，這是處理急性鼻出血的第一要穴，《內經靈樞．寒熱病》言及：「暴痹內逆，肝肺相搏，血溢鼻口，取天府。」刺激天府穴可止鼻口突然的大量出血。天府穴在上臂腋下三寸處，此部位淺層有頭靜脈經過，深層有肱動脈與肱靜脈的分支流布，壓按天府穴可止急性流鼻血，因為刺激肱靜脈回流鎖骨下靜脈再入上腔靜脈回流心臟，進而緩和頸內動脈與所屬靜脈叢的循環頻律，而改善鼻腔微血管過度擴張的狀況，達到止血效果。

預防鼻出血

有流鼻血病史的人，平時即要注意保養，做好預防工作，降低再流鼻血的機會。氣血燥熱容易誘發流鼻血，不宜進食辛辣刺激、油炸燒烤的食物，攝取足夠維生素C、K、P，多吃蔬菜水果如菠菜、高麗菜、花椰菜、柑橘類、檸檬、黑莓、奇異果、動物肝等，也要多喝水，少沾菸酒，以免火氣上亢，造成鼻黏膜微血管擴張。

有全身性疾病的患者要積極治療，如高血壓患者要控制血壓，慢性鼻炎、鼻竇炎等炎症者要長期尋醫治療。天氣乾燥時可預防性的在鼻腔裡塗抹凡士林之類的油脂，維護鼻腔的濕潤度。防止室內過於乾燥，必要時灑點水，或擺盆水，尤其是在空調的空間；冬天出門要戴口罩。適度運動，可強化體能，但避免過度激烈。最重要的是，要改掉挖鼻孔的習慣。

女性月經量多

月經是週期性子宮出血的生理反應，正常月經週期約二十一～三十五天左右，月經來潮時間約三～五天，超過七天以上則屬異常。

怎樣知道月經量是多還是少呢？一般來說，婦女每個月在經期中，平均會流失35~50ml（毫升）的血液，量超過80ml以上，是為月經過多，又通常會伴有血塊排出。長期月經過多易導致貧血，如果妳的月經量一向很多，要注意平時飲食必須攝取足夠的鐵質，以免發生缺鐵性貧血。

在正常的月經週期，雌激素（女性荷爾蒙）、黃體素保持平衡，調節子宮內膜建立血流與組織系統；假如雌激素、黃體素不平衡，會使月經不規則、經血量增加，這種情況常見於青春期少女與更年期婦女。

有的女性雖然月經週期正常，但每次月經量相當多，可能一小時內就要換二～三片衛生棉；造成月經量多的主要原因為：子宮內膜長肌瘤、子宮肌腺症、子宮內膜瘜肉及子宮內膜增生，使得濾泡期或黃體期過短，引起黃體機能不足。

其他的不正常原因也會導致月經量異常多：如感染造成的陰道、卵巢、子宮或子宮頸發炎，癌症如子宮內膜癌、子宮頸癌，內分泌失調如甲狀腺功能異常，或泌乳激素異常，或因心理壓力、肥胖、裝避孕器，以及肝、腎或血液的疾病，還有月經遲遲不來，一來量非常多，可能是流產。

診斷調理

女性出現月經異常狀況，例如月經量多到每個小時要更換多次棉墊，或經血中有大量血塊、經期超過七天仍不止；突然月經週期改變為十八～二十天月經就來；因經血量多而頭暈目眩、臉色蒼白、唇無血色，這可能已有貧血現象；月經遲來，一來量非常多，可能是流產；或更年期原已停經一段時日，突然又來，且出血量異常；再者，月經來之前，肚子疼痛不已或性交疼痛。這都屬異常生理現象，建議要找專業醫師確診，並做相關的輔助調理。經血過多，最常見的是肌瘤與荷爾蒙不平衡，確定不是其他因素造成，即可對症下藥，如以要手術切除肌瘤或以荷爾蒙療法調經。其他如因感染、瘜肉等，也應有適當的處理與治療方式。

針灸藥調經

扎針、艾灸與中藥調理的效果十分顯著，一方面可以痊癒病症，同時可調補身體，改善體況。壓力大的女性，不論壓力是來自生活、工作或課業、甚至是人際互動的壓力，都可以紓緩。冬天，在月經結束後，針上灸或薑上灸太衝穴區，能改善功能失調性子宮出血、月經不調，並消乳腺炎、經痛、陰部痛，紓解神經衰弱症狀，改善睡眠品質，並有養顏美容的功效。

太衝穴在腳背第一、二趾頭之間，正當兩骨骨縫間凹陷的位置。每天睡前溫灸三～五壯。坊間有販售灸粒，使用上十分便捷；亦可將艾絨搓成小湯圓狀，生薑切約〇．五公分厚度，艾絨放在薑片上，點火燒艾。當皮膚無法承受艾灸的熱度，即要拿起暫時離開皮膚，避免燒出水泡。

經確診，肌瘤體積小者，適合以溫經湯（藥方索引58）調理，取吳茱萸、當歸、芍藥、川芎、人參、桂枝、牡丹皮、生薑、甘草、薑半夏、麥冬各一錢，加四碗水煮成二碗，撈棄藥渣加龜鹿二仙膠一錢煮勻，當茶分次溫熱服飲，這是一天的劑量，每次約50cc。

過勞虛弱，常倦怠乏力、呼吸不順，傍晚時分全身好像電力耗盡，毫無體力和精神，胃口也不好，適合升陽舉經湯（藥方索引18）來提振氣血循環，黃耆、炙甘草、人參、當歸、橘皮、升麻、柴胡、白朮、白芍、黑梔子、生薑各一錢，加四碗水煮成二碗，當茶分次溫熱服飲，這也是一天的劑量，每次約50cc。

月經幾乎沒有停過，一個月三十天幾乎天天滴滴答答的不乾淨，就要服用固經丸（藥方索引31），取黃芩、白芍、龜板、黃柏、香附各二錢，加四碗水煮成二碗，撈棄藥渣，加龜鹿二仙膠一錢煮勻，這是一天的劑量，三餐前及睡前，分四次溫熱服飲。

易筋經再強化

為了強化體能，可增加操作易筋經第十、十一、十二式，早晚每一式三分鐘，若時間允許，或操作一段時日後體力漸好，可加長至每式五分鐘。這三式的動作要領，第十式「指尖著地力支撐」、第十一式「力在肘雙彎」、第十二式「左右伸肱」，透過指尖、肘彎、肩臂帶動全身脈管、神經循環，強化腰椎與骶椎神經叢，刺激腦下垂體、腎上腺與卵巢，促進腹腔內器官循環，尤其是盆膈膜及其相關的組織韌帶，讓整體循環活絡起來。

養生導引按蹻

鼻血與經血：鼻血不止掐天府，經血過量頂血海。步驟如下：

一、掐天府：兩手交叉在胸前，張開手指互抓另一手臂，以大拇指指腹端按住天府穴（腋下三寸肱動脈處），其餘四指抓住天府穴的對側，緩緩調息，逐漸用力，呼吸調息共十回為一程。

二、頂血海：坐正，兩腳交叉或是盤腿，以肘尖頂壓同側血海穴（膝蓋內側上緣三寸處），緩緩調息，逐漸用力，呼吸調息共十回為一程。

三、步驟一、二依個人是流鼻血或是月經量多來選穴操作，每次至少壓按十遍，如鼻血已止即停止，否則繼續壓按，皮下會些微出血、瘀青。

養生效果

流鼻血當下緊急處理時，可自己壓天府穴，或由旁人協助壓按。孩童發育過程中，流鼻血的機會較多，平時即可多按來加強保養。經血量多者，天天按血海穴，能引血歸經，調經理帶效果佳，月經不調、經閉、生理期腹痛、月經量多、功能性子宮出血、分泌物多、產後惡露不盡、貧血，都可以按摩此穴來調理。

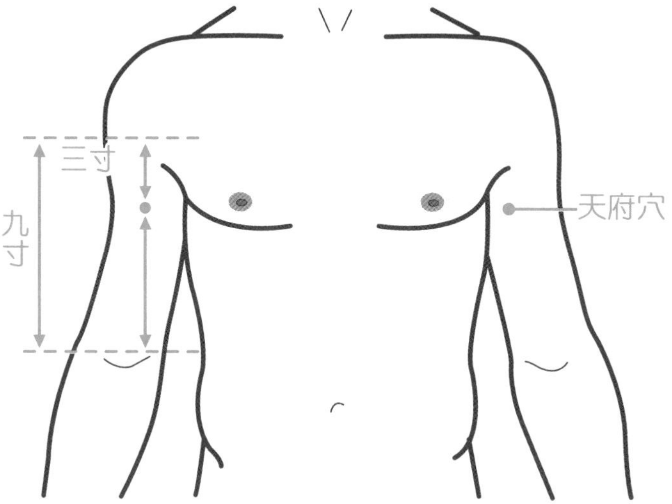

圖 21-1 壓按天府穴，是處理急性鼻出血的第一要穴。

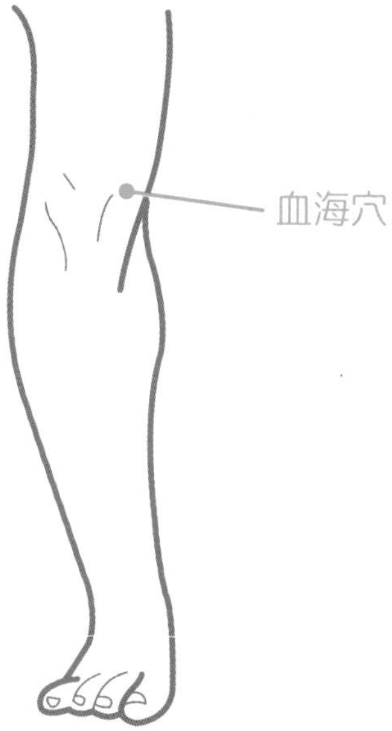

圖 21-2 按血海穴能引血歸經，改善月經不調、經閉、經痛、月經量多、產後惡露不盡。

Part 3

後記

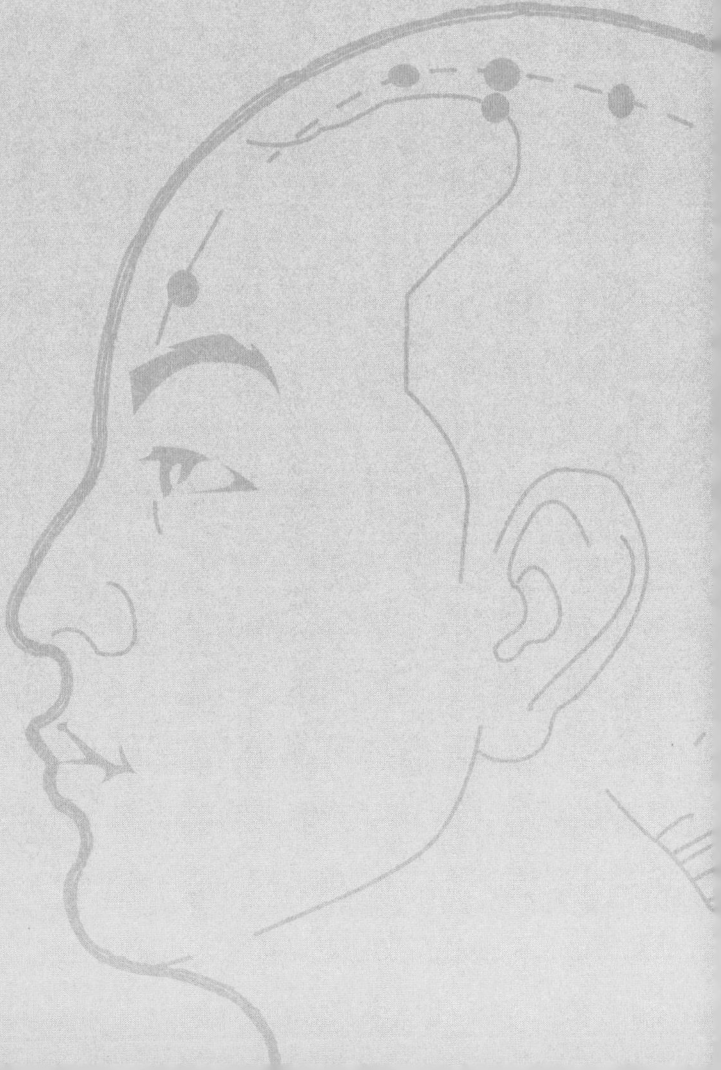

中國醫學雖然沒有西醫精細，卻有著相當精緻完整的診治系統。秦漢時代可說是中醫啟蒙的分水嶺，之前《黃帝內經》一百六十二篇獨領風騷，雖然藥物治療不多，然而針灸之於經脈臟腑的理論架構已臻完備；之後《傷寒論》、《金匱要略》補強藥物治療之不足，從此百家爭鳴，一直到清朝乾隆時代的《醫宗金鑑》做了整體性總結整理。

西方醫學一如科技精進快速，令人目不暇給，再回首看中醫診治，「望、聞、問、切」四診，結合西醫科學與病理學，更令人診之心安；「針、灸、砭、藥、導引按蹻」五治法，則有輔助西醫治療不足之功。中藥沒有西藥消炎、止痛、解熱來得迅速，卻有紓緩病狀之基本療效，急性病症非西醫西藥不可，慢性病症尤其是纏綿痼疾，運用中醫五治法常有巧奪天工、化腐朽為神奇之效。水能載舟亦能覆舟，中藥副作用雖低，但如不對症用藥，長期服用也是傷損健康，甚至危及生命，不可不慎。

《醫宗金鑑》內科部分，「雜病心法」，從其目次內容之安排，知道當時群醫雖無生理解剖與病理生理學概念，然對徵候與症狀之掌握，已兼及實用性與臨床性。前三章是中風、類中風與傷風，由於風為百病之始，實質上也是從腦心血管開始著手診治；以當時的醫療技術即能觀察出病之可治與不可治（死證），以評估看病與治病方針。

腦心血管疾病都是動脈或靜脈栓塞或病變日積月累漸漸形成，腳的靜脈栓塞或腦之梗塞，這些都是很容易知道的「中風、類中風、傷風」，偶爾聽到感冒猝死於心肌梗塞，道理皆同，活動、運動不足，偏食、暴飲暴食都是這些疾病的背後殺手，這樣的學理，至今仍運用得如。其中穿插有《內經．方盛衰論》：「診有大方，坐起有常，出入有行，以精神明，必清必淨，司八正邪，別五中部……，不失人情」的診治精神。為醫者必須要求自己的生活質地，才能落實生命品質，才能夠好好地看病治病。

《內科門診手冊》(Manual of Generalist)（金城光代等編集，二〇一四年二月一日第一版第四刷，醫學書院出版。）美國加州舊金山大學醫學教授 Lawrence M.Tierney.Jr MD 在其推薦序中，指出內科門診是很難的，尤其是在有限的時間，醫師要很快做出正確判斷，最令人緊張不安，相較於初診，複診比較有寬綽時間做臨床診斷治療。此書由日本北海道札幌手稻溪仁會醫院與沖繩縣立中部醫院的醫師全體合著。書中談及門診初診與複診大不相同，更指出對困難問題的思考，有助於對年輕醫師的長期教育指導。初診的診斷所得，以及複診的持續診治經驗，都可在臨床上落實實踐，其中更強調這是醫療工作者非常有用的臨床參考用書。我閱讀此書，最大收穫是深刻理解到「改善生活習慣」才是治癒疾病最重要的方法，換句話說，這也是該著作始終強調要注重預防醫學的主軸觀念。

如果說醫師是教練，病人是選手，雖由教練教導選手，但成績仍要靠選手自己創造；其次是「考慮藥物治療」，現代西藥的副作用，可謂是杯弓蛇影，即使是最簡單的止痛藥，如阿斯匹靈，因其主要作用在擴張微血管，有些人服用後因此胃出血，甚至危及生命，尤其是長期服用的人。其中的取捨常有爭議，也會令病人掙扎不已，不知何去何從。舉例來說，《內科門診手冊》有這樣的診治方針：

一、上篇第一章：感冒，第一種典型感冒，咳嗽、流鼻水、咽頭痛三個急性症狀。治療上，第一為休息、第二建議並用漢方，咳嗽麥門冬湯，流鼻水小青龍湯，咽頭痛桔梗湯，用來搭配西醫治療，最主要是減少西藥的副作用，其次才是縮短療程。

二、上篇第二章：發燒，於服用解熱止痛藥時併用漢方麻黃湯或葛根湯。

三、上篇第六章：緊張型頭痛，葛根湯一日三回，睡前吃西藥。

全書中，使用的漢方除了以上藥方之外，還有黃連解毒湯、加味消遙散、甘草單方、五積散、五苓散、桂枝茯苓丸、吳茱萸湯、竹茹溫膽湯、當歸芍藥散、半夏厚朴湯、十全大補湯、小青龍湯、小柴胡湯、補中益氣湯、防風通聖散、麻黃附子細辛湯、抑肝散等，總共二十二方，加味消遙散使用率最高。上篇第三章盜汗、第四章全身倦怠感、第十五章浮腫、第十九章心悸等。麥門冬使用率也很高。

《內科門診手冊》的作者很謙虛，建議再多讀其他漢方有關書籍，來廣泛正確地運用，因此，漢方只見於此書上篇，下篇門診的患者，則未使用漢方。《從病懂病：一種疾病，一種智慧》亦介紹多種藥方，讓讀者有機會運用中藥。大體上，使用中藥方的入門觀念是，如果腎臟功能不好，有甘草的處方不宜長期服用；相對地，不難理解有甘草的藥方，都是用來調理胃腸為多，如半夏瀉心湯、補中益氣湯。沒有甘草的藥方，如真武湯、腎氣丸等，則是用來改善腎臟方面的問題。

總之，希望讀者藉由本書在瞭解病情之同時，掌握居家用中藥的要領，以及享受健身操、按摩、推拿的實踐，反覆閱讀必然能瞭然於心，進而用於日常生活中，必能增長個人對身心保健的智慧。

李家雄　於臺北

Part 4

藥方索引

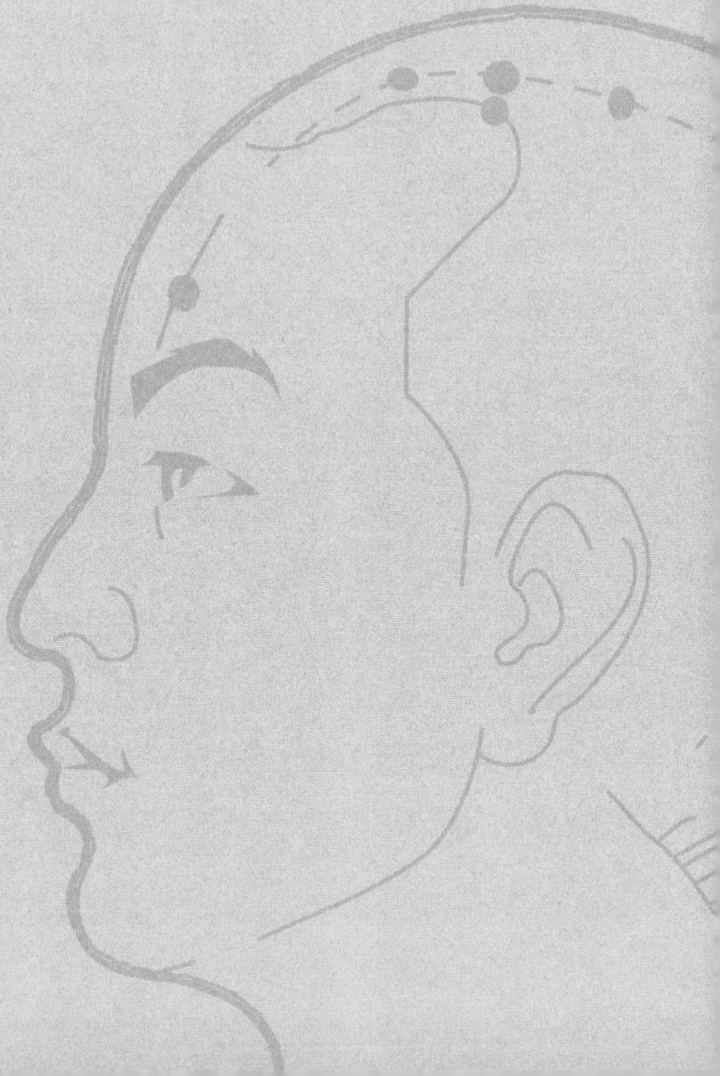

1. 十全大補湯

組成：人參、白朮、茯苓、甘草、當歸、川芎、熟地、白芍、黃耆、肉桂、生薑、大棗

主治：補氣養血，滋補諸虛百損。改善頭暈目眩、消瘦、食慾不振、足膝無力等。

2. 丁香柿蒂湯

組成：丁香、柿蒂、人參、生薑

主治：補氣溫中、降逆止呃，治久病體虛、胃中虛寒而呃逆打嗝，紓緩嘔吐、腹脹、食慾不振。

3. 七氣湯

組成：薑半夏、茯苓、生薑、厚朴、紫蘇葉、紅棗

主治：消炎、止痛、安眠，紓緩七情鬱卒。

4. 七寶茶

組成：當歸、赤芍、大黃、麻黃、荊芥、黃連、梔子

主治：過勞而眼睛疲勞、紅赤、痠澀。

5.二陳湯

組成：半夏、橘紅、茯苓、炙甘草

主治：一切痰飲之病，或嘔吐、噁心，或暈眩、心悸，或胃中脘不適，或因食生冷，脾胃不和。

6.人參敗毒散

組成：人參、羌活、獨活、柴胡、前胡、川芎、枳殼、桔梗、茯苓、甘草、生薑、薄荷

主治：風、濕、熱邪夾雜所致皮膚痛癢，瘡瘍腫毒初起，畏寒發熱、頭痛項強，舌苔黃膩。

7.八正散

組成：木通、瞿麥、車前子、萹蓄、滑石、炙甘草、大黃、梔子、燈心草

主治：身有濕熱，發熱、頻尿、小便不暢、尿道澀痛、腰腹脹痛或陣劇痛，舌紅苔黃。

8.八珍湯

組成：人參、白朮、茯苓、當歸、川芎、白芍、熟地、甘草、生薑、大棗

主治：調和營衛，氣血雙補。改善面色蒼白、萎黃、頭暈目眩、四肢倦怠、氣短懶言、心悸怔忡、食慾不振，以及婦女胎產崩漏，氣血俱虛。

9.三黃湯

組成：麻黃、黃耆、黃芩、獨活、細辛

主治：中風，手足拘攣，百節疼痛，煩熱心亂，畏寒，整天不欲食飲。

10.小青龍湯

組成：麻黃、桂枝、白芍、甘草、乾薑、細辛、半夏、五味子

主治：止咳平喘。風寒畏寒發熱、無汗、咳嗽、喘息、痰多而稀或身體疼重，肢面浮腫者。

11.小建中湯

組成：桂枝、白芍、炙甘草、生薑、大棗、飴糖

主治：虛勞腹痛，溫按則痛減，舌淡苔白；或心悸，虛煩、心神不寧、面色無華，或四肢痠楚、手足煩熱、咽乾口燥。

12.小柴胡湯

組成：柴胡、黃芩、人參、半夏、甘草、生薑、大棗

主治：忽冷忽熱，胸脇苦滿，不欲飲食，心煩嘔逆、口苦咽乾、脈弦而數、舌苔淡白。

13.小陷胸湯

組成：黃連、半夏、栝蔞實

主治：痰熱結心下，胸脘痞悶，按之則痛，或咳痰黃稠。

14.川芎茶調散

組成：薄荷、防風、細辛、羌活、白芷、炙甘草、川芎、荊芥

主治：外感風邪頭痛，頭痛或偏頭痛或巔頂痛，久而不止，或畏寒發熱，鼻塞痰盛，頭暈目眩、遇風則淚出，時流清涕，舌苔薄白。

15.五苓散

組成：豬苓、澤瀉、白朮、茯苓、桂枝

主治：體內水濕，頭痛發熱，煩渴欲飲或水入即吐，吐涎沫而頭眩，或短氣而咳。臍下動悸、水腫、小便不利，泄瀉、或上吐下瀉。

16.六君子湯

組成：人參、甘草、茯苓、白朮、陳皮、半夏、生薑、大棗

主治：脾胃氣虛兼痰濕之證。食少便溏、胸脘痞悶、甚則嘈雜、咳嗽痰多色白、噁心嘔吐、舌淡苔白、脈濡緩。

17. 六味地黃丸

組成：熟地、山茱萸、山藥、澤瀉、茯苓、丹皮

主治：肝腎陰虛、腰膝痠軟、頭目眩暈、耳鳴耳聾、盜汗遺精、骨蒸潮熱、手足心熱，或虛火牙痛、口燥咽乾。

18. 升陽舉經湯

組成：黃耆、炙甘草、人參、當歸、陳皮、升麻、柴胡、白朮（補中益氣湯）、白芍、黑梔子

主治：治崩漏，身熱自汗，短氣，倦怠懶食。

19. 木防己湯

組成：木防己、石膏、桂枝、人參

主治：膈間支飲、鬱久化熱、正氣又虛、又喘滿，心下痞悶、面色黧黑，舌淡暗、苔膩。

20. 四神湯

組成：淮山、芡實、蓮子、茯苓

主治：治食慾不振，吸收不利，能利水除濕、保健脾胃、固腎補肺、養心安神、增強免疫力。

21. 半夏厚朴湯

組成：半夏、厚朴、茯苓、生薑、紫蘇葉

主治：七情鬱結，喉中如有物哽住，吐之不出、吞之不下，胸脇滿悶，或咳或嘔，舌苔白膩，脈弦滑。

22. 甘草乾薑湯

組成：甘草、乾薑

主治：陽氣虛吐血，及肺痿多涎沫，遺尿、小便數。

23. 甘草瀉心湯

組成：炙甘草、黃芩、乾薑、半夏、大棗、黃連、人參

主治：治急慢性胃腸炎，調和胃腸功能，健胃、消炎，增強免疫功能。

24. 生脈飲

組成：人參、麥冬、五味子

主治：暑熱多汗、耗氣體倦、氣短懶言、咽乾口渴，脈虛弱。

25. 生薑瀉心湯

組成：生薑、甘草、人參、乾薑、黃芩、半夏、黃連、大棗

主治：胃中不和、心下痞滿、乾噫口臭，脇下有水氣，腹中雷鳴下痢者。

26. 白虎加人參湯

組成：知母、石膏、炙甘草、粳米、人參

主治：裡熱盛而氣陰不足，發熱，煩渴，口舌乾燥，汗多，脈大無力；中暑津氣兩傷，汗出畏寒，身熱而渴。

27. 白頭翁湯

組成：白頭翁、秦皮、黃連、黃柏

主治：熱毒血痢，腹痛，裏急後重、肛門灼熱，糞便有血，渴欲飲水，舌紅苔黃。

28. 成長茶

組成：陳皮、薑半夏、茯苓、黨參、白朮、生薑、紅棗、炙甘草

主治：固脾健胃，增進食慾，促進成長發育。

29.竹葉石膏湯
組成：竹葉、石膏、半夏、麥冬、人參、炙甘草、粳米
主治：嘔逆煩渴、口乾唇燥、喉乾嗆咳、心胸煩悶，或虛煩不得眠、舌紅少苔、脈虛數。

30.防風通聖散
組成：防風、荊芥、連翹、麻黃、薄荷、川芎、當歸、炒芍、白朮、山梔子、大黃、芒硝、黃芩、石膏、桔梗、甘草、滑石
主治：畏寒發熱、咽痛、口苦而乾，提升免疫力。

31.固經丸
組成：黃芩、白芍、龜板、黃柏、香附
主治：月經過多，及崩中漏下，經痛，舌紅，脈弦數。

32.易簡地黃飲子
組成：人參、黃耆、炙甘草、生地、熟地、天冬、麥冬、枇杷葉、石斛、澤瀉、枳殼
主治：消渴、煩躁、失眠、咽乾、面赤。

33. 河間地黃飲子

組成：熟地、巴戟天、山茱萸、肉蓯蓉、炮附子、官桂、石斛、茯苓、石菖蒲、遠志、麥冬、五味子

主治：中風，舌瘖不能言，足癱瘓不能行等中風後遺症。

34. 炙甘草湯

組成：炙甘草、人參、桂枝、生薑、阿膠、生地黃、麥冬、麻仁、大棗

主治：虛勞肺痿、乾咳無痰，或喀痰不出、痰中帶血、虛煩失眠、自汗盜汗、咽乾口燥、便秘。

35. 保和丸

組成：神麯、山楂、茯苓、半夏、陳皮、連翹、萊菔子

主治：食積停滯，脘腹脹滿，消化不良，噯腐吞酸，不欲飲食、噁心嘔吐，或大便泄瀉、舌苔厚膩。

36. 柴胡加龍骨牡蠣湯

組成：柴胡、龍骨、黃芩、生薑、鉛丹、人參、桂枝去皮、茯苓、半夏、大黃、牡蠣、大棗

主治：胸滿、煩驚、譫語、渾身沉重、不能轉側、小便不利。

37. 柴胡桂枝乾薑湯

組成：柴胡、桂枝、乾薑、栝蔞根、黃芩、牡蠣、炙甘草

主治：胸脇滿鬱結，小便不利，渴而不嘔，但頭汗出，忽冷忽熱，心煩氣躁。

38. 柴胡桂枝湯

組成：柴胡、桂枝、人參、炙甘草、半夏、黃芩、白芍、大棗、生薑

主治：外感風寒、發熱自汗、微畏寒或寒熱往來，鼻塞、頭痛，胸脇滿痛、四肢痠疼。

39. 桂枝湯

組成：桂枝、白芍、炙甘草、生薑、大棗

主治：頭痛發熱，汗出畏風。

40. 桂枝麻黃各半湯

組成：桂枝、麻黃、芍藥、生薑、杏仁、甘草、大棗

主治：發熱畏寒，一天發作二、三次，汗出少、皮膚癢。

41. 消風散

組成：當歸、生地、防風、蟬蛻、知母、苦參、胡麻、牛蒡子、荊芥、石膏、蒼朮、甘草、木通

主治：疏風、清熱、利濕，抗過敏，舒緩遇熱搔癢。

42.烏梅丸

組成：烏梅肉、人參、桂枝、細辛、黃連、當歸、川椒、黃柏、附子、乾薑

主治：溫臟、安蛔、補虛。抑菌消炎，協調胃腸蠕動功能，抑制蛔蟲活動力，紓解慢性腸胃炎、慢性腸炎、心煩嘔吐。

43.真武湯

組成：茯苓、芍藥、白朮、生薑、炮附子

主治：小便不利、四肢沉重疼痛。

44.參耆湯

組成：黨參、黃耆、當歸、紅棗、枸杞子

主治：治體虛消渴、喝水多但不解渴，並治眼睛痠澀、疲累等症狀。

45.參蘇飲

組成：人參、紫蘇葉、葛根、前胡、半夏、茯苓、陳皮、甘草、桔梗、枳殼、生薑、大棗

主治：氣虛外感風寒，內傷痰飲。惡寒發熱，頭痛鼻塞，咳嗽痰多，無汗、胸悶嘔逆，氣短倦怠，舌淡苔薄白、脈浮無力。

46. 涼膈散

組成：川大黃、朴硝、炙甘草、山梔子、薄荷葉、黃芩、連翹、竹葉

主治：上、中二焦積熱，煩躁多渴，面熱頭昏，唇焦咽燥，舌腫喉閉，目赤鼻衄，口舌生瘡，涕唾稠黏，睡臥不寧，譫語狂妄，便秘，小便熱赤；以及小兒驚風，舌紅苔黃，脈滑數。

47. 清心蓮子飲

組成：黃芩、麥冬、地骨皮、車前子、炙甘草、石蓮肉、茯苓、黃耆、人參

主治：肺腎虧虛，心火升旺，口舌乾燥，漸成消渴，睡臥不安，四肢倦怠。

48. 清咽太平丸

組成：薄荷、川芎、防風、柿霜、甘草、桔梗

主治：膈上有火，早上咯痰有血絲，兩頰常赤紅，咽喉不清爽。

49. 補眼茶

組成：枸杞子、芡實、五味子、東洋參、熟地、肉蓯蓉、菟絲子、當歸、乳香、川椒

主治：手腳冰冷、眼睛疲憊、痠澀。

50.補虛茶

組成：粉光、茯苓、白附子、續斷、遠志、菊花、甘草、桔梗

主治：體弱或下元虛憊、手腳冰冷、恍惚失神。

51.補陽還五湯

組成：黃耆、當歸尾、赤芍、地龍、川芎、桃仁、紅花

主治：補氣、活血、通經絡，治中風後遺症如半身不遂、口眼歪斜、言語蹇澀、口角流涎、下肢痿弱、小便頻數或遺尿不禁。

52.補腦湯（半夏瀉心湯）

組成：半夏、黃芩、乾薑、人參、炙甘草、黃連、大棗

主治：胃氣不和，心下痞滿，或嘔吐、腸鳴下痢，或焦慮緊張致胃腸失調。

53.痛心茶

組成：香附、烏藥、桂枝、黃連、黃芩、黃柏

主治：情緒不暢而胸悶痛、心包炎胸痛。

54. 腎氣丸

組成：乾地黃、山藥、山茱萸、澤瀉、茯苓、丹皮、桂枝、炮附子

主治：腎氣不足，腰痠腳軟，四肢冰冷畏寒，下腹拘急，小便不利或頻數，舌質淡胖，苔薄白，脈沉細無力；及痰飲喘咳，水腫腳氣、消渴、久泄成習。

55. 黃耆湯

組成：黃耆、熟地、芍藥、五味子、麥冬、天冬、人參、甘草、茯苓

主治：心中煩躁，不生津液，不思飲食。

56. 黃耆桂枝五物湯

組成：黃耆、白芍、桂枝、生薑、大棗

主治：活血通絡，治血痹之證，皮膚不仁、半身麻痹不遂。

57. 黃連解毒湯

組成：黃連、黃芩、黃柏、梔子

主治：三焦火熱，心煩狂躁、口燥咽乾、發燒乾嘔、錯語、不眠、吐血流鼻血、小便黃赤，或癰腫疔毒，舌紅苔黃，脈數有力。

58.溫經湯

組成：吳茱萸、人參、桂枝、川芎、生薑、半夏、甘草、當歸、芍藥、阿膠、丹皮、麥冬

主治：身體虛寒，瘀血阻滯，漏下不止，月經失調，或前或後或逾期不止、經停不至，而見傍晚發熱，手心煩熱，小腹裡急，腹滿。亦治婦人宮冷，久不受孕。

59.葛花解酲湯

組成：葛花、青皮、木香、橘皮、人參、豬苓、茯苓、澤瀉、乾薑、白朮、白豆蔻、砂仁

主治：飲酒太過，嘔吐痰逆，心神煩亂，胸膈痞塞，手足顫搖，飲食減少，小便不利。

60.葛根加半夏湯

組成：葛根、麻黃、桂枝、芍藥、甘草、半夏、生薑、大棗

主治：發汗解表，舒筋止嘔，治外感風寒、頭痛、項背強直拘急，無汗、口不渴、嘔逆。

61.解鬱湯（加味消遙散）

組成：當歸、茯苓、梔子、薄荷、芍藥、柴胡、甘草、白朮、丹皮、煨薑

主治：肝鬱血虛，化火生熱，煩躁易怒，或自汗盜汗、頭痛目澀、頰赤口乾，或月經不調，小腹作痛或脹墜、小便澀，舌偏紅、苔薄黃、脈弦數。

62. 豬苓湯

組成：豬苓、茯苓、澤瀉、阿膠、滑石

主治：小便不利、發熱、渴欲飲水；心煩不得眠，或兼有咳嗽、嘔噁、下痢。亦治尿血、小便澀痛、攝護腺腫、點滴難出、小腹脹痛。

63. 養心湯

組成：黃耆、茯苓、茯神、當歸、川芎、半夏麴、炙甘草、柏子仁、酸棗仁、五味子、遠志、人參、肉桂

主治：心血虛少、神志不寧、驚悸怔忡，或精神倦怠、失眠、盜汗。

64. 養肝湯（補中益氣湯）

組成：黃耆、炙甘草、人參、當歸、陳皮、升麻、柴胡、白朮

主治：氣虛發熱、自汗出、渴喜喝熱湯、少氣懶言、肢體倦怠乏力，舌淡、苔白、脈虛軟無力。

65. 薑夏苓茶（小半夏加茯苓湯）

組成：半夏、生薑、茯苓

主治：痰飲、小便不利；嘔吐、心下痞、眩暈心悸。

國家圖書館出版品預行編目資料

從病懂病 : 一種疾病, 一種智慧 / 李家雄著. -- 初版. --
臺中市 : 晨星, 2015.05
面 ; 公分. --(健康與飲食 ; 89)
ISBN 978-986-177-993-5(平裝)

1. 中醫 2. 中西醫整合 3. 養生

413.21 104003434

健康與飲食 89

從病懂病
一種疾病，一種智慧

作者	李家雄醫師
策畫	戴月芳博士
主編	莊雅琦
執行編輯	陳麗玲、ST STUDIO
美術編輯	陳琪叡
責任編輯	張德芳
封面設計	陳其煇
創辦人	陳銘民
發行所	晨星出版有限公司 台中市 407 工業區 30 路 1 號 TEL：(04)2359-5820 FAX：(04)2355-0581 E-mail：health119@morningstar.com.tw 行政院新聞局局版台業字第 2500 號
法律顧問	陳思成律師
初版	西元 2015 年 5 月 15 日
郵政劃撥	22326758（晨星出版有限公司）
讀者專線	04-23595819#230
印刷	上好印刷股份有限公司

定價 300 元
ISBN 978-986-177-993-5

Published by Morning Star Publishing Inc.
Printed in Taiwan
（缺頁或破損的書，請寄回更換）
版權所有，翻印必究

◆讀者回函卡◆

以下資料或許太過繁瑣，但卻是我們了解您的唯一途徑
誠摯期待能與您在下一本書中相逢，讓我們一起從閱讀中尋找樂趣吧！

姓名：＿＿＿＿＿＿＿＿＿＿ 性別：□男 □女 生日： / /

教育程度：□小學 □國中 □高中職 □專科 □大學 □碩士 □博士

職業：□學生 □軍公教 □上班族 □家管 □從商 □其他＿＿＿＿＿＿＿＿

月收入：□3萬以下 □4萬左右 □5萬左右 □6萬以上

E-mail：＿＿＿＿＿＿＿＿＿＿＿＿＿＿ 聯絡電話：＿＿＿＿＿＿＿＿＿＿

聯絡地址：□□□＿＿＿＿＿＿＿＿＿＿＿＿＿＿＿＿＿＿＿＿＿＿＿

購買書名：從病懂病：一種疾病，一種智慧

· **請問您是從何處得知此書？**

□書店 □報章雜誌 □電台 □晨星網路書店 □晨星健康養生網 □其他＿＿＿＿

· **促使您購買此書的原因？**

□封面設計 □欣賞主題 □價格合理 □親友推薦 □內容有趣 □其他＿＿＿＿

· **看完此書後，您的感想是？**

＿＿＿＿＿＿＿＿＿＿＿＿＿＿＿＿＿＿＿＿＿＿＿＿＿＿＿＿＿＿＿＿＿＿

· **您有興趣了解的問題？（可複選）**

□中醫傳統療法 □中醫脈絡調養 □養生飲食 □養生運動 □高血壓 □心臟病

□高血脂 □腸道與大腸癌 □胃與胃癌 □糖尿病 □內分泌 □婦科 □懷孕生產

□乳癌／子宮癌 □肝膽 □腎臟 □泌尿系統 □攝護腺癌 □口腔 □眼耳鼻喉

□皮膚保健 □美容保養 □睡眠問題 □肺部疾病 □氣喘／咳嗽 □肺癌

□小兒科 □腦部疾病 □精神疾病 □外科 □免疫 □神經科 □生活知識

□其他＿＿＿＿＿＿＿＿＿＿＿＿＿＿＿＿＿＿＿＿＿＿＿＿＿＿＿＿＿

□ **同意成為晨星健康養生網會員**

以上問題想必耗去您不少心力，爲免這份心血白費，請將此回函郵寄回本社或傳眞至（04）2359-7123，您的意見是我們改進的動力！

晨星出版有限公司 編輯群，感謝您！

享健康 免費加入會員．即享會員專屬服務：

【駐站醫師服務】免費線上諮詢Q&A！
【會員專屬好康】超值商品滿足您的需求！
【VIP個別服務】定期寄送最新醫學資訊！
【每周好書推薦】獨享「特價」+「贈書」雙重優惠！
【好康獎不完】每日上網獎紅利、生日禮、免費參加各項活動！

請填妥後對折裝訂，直接投郵即可，免貼郵票。

廣告回函
台灣中區郵政管理局
登記證第 267 號
免貼郵票

407

台中市工業區 30 路 1 號

晨星出版有限公司

請沿虛線摺下裝訂，謝謝！

填回函・送好書

填妥回函後，附上50元郵票寄回即可索取

《你必須知道的 100 個健康的秘密》

讓您從藥物、習慣、飲食、人際關係、

日常消遣、天氣、態度等方向，學習健康的常識與態度。

本書提供的建議取自多位專家的研究與大眾經驗，

每一種健康方法都附有實例作為佐證。

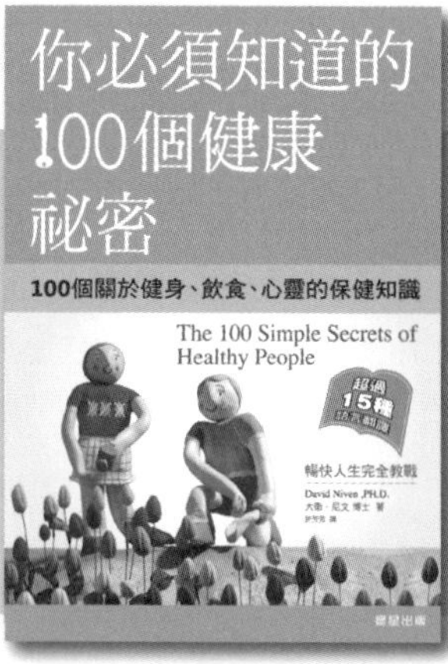

特邀各科專業駐站醫師，為您解答各種健康問題。

更多健康知識、健康好書都在晨星健康養生網。

晨星健康養生網

http://health.morningstar.com.tw

晨星健康養生網